La Salute Mentale ai tempi della Pandemia

Paul Valent

Traduzione italiana Valeria Bragante

Tektime Editore

2021

Titolo originale: “Mental Health In The Times Of The Pandemic”
Scritto da Paul Valent
1ª edizione: aprile 2021

Distribuito da Tektime
https://www.traduzionelibri.it

Prefazione

“La mia mente impazzisce per questa crisi". “E' come un'influenza, davvero... Solo il 3% muore". “La persona che ha toccato il mio cibo è infetta? Lo sconfiggeremo!” “Sono un'infermiera, mi curo e mi preoccupo. Torno a casa e mi curo. Sono stanca e consumata dall'assistenza. Siamo tutti sulla stessa barca, ma io mi sento sola. La gente mi vedrà fare la fila per il cibo?" "Devo licenziare persone che sono state come una famiglia". “Oscillo dalla rabbia, alla paura e il pianto al più totale torpore”. “Il petto è di piombo. Il petto mi fa male. Il mio petto sta esplodendo”. 'La mia mamma è arrabbiata”.”Mi sento onorata di essere in grado di aiutare in prima linea”.

Questi sono solo alcuni commenti condivisi durante la pandemia COVID-19 (Corona virus disease 2019). Sono solo un campione di ciò che viene indicato come le crescenti conseguenze sulla salute mentale della pandemia.

Spesso si dice che gli effetti sulla salute mentale della pandemia siano ansia, depressione e idee suicide. Ma il nostro piccolo campione indica che gli effetti sulla salute mentale sono diffusi e non possono essere incapsulati in poche parole.

La pandemia ha mandato all’ aria il nostro mondo. Affrontiamo l'immediatezza della sopravvivenza.

Cerchiamo di orientarci ma la nostra mente è nella nebbia. Siamo catturati dai molti sentimenti e sensazioni che abbiamo analizzato sopra.

Cerchiamo di tenere il controllo anche se siamo preoccupati per le nostre sfide personali, familiari, lavorative, economiche, politiche e sì, anche spirituali.

Cerchiamo di dare un senso a tutto questo in termini di altre crisi. È un disastro, come i recenti incendi boschivi o come a una guerra, a cui molti paragonano la pandemia. Ci stiamo nascondendo nelle trincee in attesa delle armi (vaccino) che ci porteranno alla vittoria? O è come la Grande Depressione, con tanti disoccupati e gente in bancarotta?

Infine, ci chiediamo quando e come tutto questo finirà, e cosa ci sarà oltre? Ci troveremo di fronte a una cascata di perturbazioni, strutture frammentate e inimicizie, o emergerà la nostra natura migliore? Avremo imparato nuovi mezzi, creato nuovi orizzonti? Arriveremo a vedere il mondo in modo diverso, e a sfruttare tutto ciò per altre sfide? Quale potrebbe essere il lato positivo di questa pandemia?

Fortunatamente, dall'ultima grande pandemia, l'influenza spagnola del 1918, abbiamo sviluppato molte conoscenze sulle risposte ai disastri.

La conoscenza delle risposte umane nei disastri può

aiutare gli individui e le società a capire meglio se stessi e quindi a controllare meglio il loro presente e futuro.

Lo scopo di questo libro è quello di aiutare a orientare e dare un senso agli effetti molto ampi sulla salute mentale di questa pandemia, e quindi di aiutare a lenire l'angoscia e a modellare un futuro migliore.

Dopo l'introduzione nel capitolo 1, nel capitolo 2 presento una sintesi delle risposte ubiquitarie ai disastri, come si sono manifestati in questa pandemia. Le risposte sono divise in biologiche, psicologiche e sociali, come si verificano negli individui, nelle famiglie, nei bambini e nei gruppi vulnerabili. Il capitolo offre alcune cose utili da fare e da non fare.

Questo capitolo è una versione ampliata di un opuscolo *How to Cope With a Major Personal Crisis* [1] che è stato distribuito durante i disastri australiani e d'oltremare per oltre tre decenni.

Il capitolo 3 fornisce un quadro di riferimento che aiuta a orientare, comprendere e trattare le conseguenze ad ampio raggio della pandemia. Utilizza un quadro traumatologico sviluppato in *From Survival to Fulfilment; A Framework for the Life-Trauma Dialectic and in Trauma*

---

[1] N.d.T. Come affrontare una grave crisi personale

and Fulfilment Therapy; A Olistica Framework [2] pubblicato da Taylor & Francis.

Poiché le grandi crisi evocano non solo gli sforzi per sopravvivere, ma rivelano anche la gamma di aspirazioni umane, impariamo attraverso le nostre risposte non solo sulle vulnerabilità umane ma anche sulle nostre potenzialità e realizzazioni.

Questo libro è adatto sia ai professionisti che al pubblico interessato. Il capitolo 2 è adatto ad una lettura generale. L'opuscolo su cui si basa ha dimostrato di essere ampiamente accessibile e utile.

---

[2] N.d.T. Dalla sopravvivenza alla realizzazione; Un quadro per la dialettica del trauma vitale e nella terapia del trauma e dell'adempimento; Un quadro completo

Informazioni su Paul Valent

Paul Valent è un traumatologo di fama internazionale con un background in medicina, psichiatria e psicoterapia. Influenzato dalle sue esperienze dell'Olocausto da bambino, è sempre stato interessato al trauma. È stato psichiatra di collegamento nel dipartimento di emergenza del Monash Medical Centre di Melbourne per 25 anni, dove ha trattato molti pazienti traumatizzati. Ha avviato una squadra di salute mentale durante gli incendi del mercoledì delle ceneri.

Valent ha fondato il gruppo Melbourne Child Survivors of the Holocaust e ha co-fondato la Australasian Society for Traumatic Stress Studies. Ha presieduto la conferenza mondiale del 2000 della Società internazionale per gli studi sullo stress traumatico.

Le sue pubblicazioni includono numerosi articoli, voci di enciclopedia e conferenze. Il suo primo libro è stato *Child Survivors of the Holocaust; Adults Living with Childhood Trauma.* I suoi libri *From Survival to Fulfilment; A Framework for the Life-Trauma Dialectic* e *Trauma and Fulfilment Therapy; A Olistica Framework* sono testi pionieristici in traumatologia. In *Two Minds; Tales of a Psychotherapist* e il suo ultimo libro, *Heart of Violence; Why People Harm Each Other* sono adatti sia per i professionisti che per il grande pubblico.

Dedicato a Dani, Ariel e Amy

Ringraziamenti

Sono molto grato alle seguenti persone che mi hanno messo a disposizione le loro esperienze e la loro saggezza senza esitazione e senza impegno: Prof Grant Blashki, Michael Breen, Prof Tony Guttmann, Rana Hussain, Dr Amelia Klein, Prof Pat McGorry, Dr Natasha Rabbidge, Sr Natasha Reisner, James Walker, e Ted Watts.

Ho anche fatto riferimento a 4 Corners ABC/PBS, e alle pubblicazioni della Croce Rossa, Beyondblue, e Emergency Management Australia.

Un riconoscimento speciale a Nick Walker che ha ispirato questo libro, e allo staff di Australian Scholarly Publishing che lo ha prodotto.

Indice

CAPITOLO 1. INTRODUZIONE

Tutti gli attentati alla vita sembrano essere uniche per coloro che le subiscono. Eppure, da un punto di vista diverso, tutti questi eventi hanno dei punti in comune. Per esempio, ogni evento ha un tempo di preparazione, un tempo di impatto, un tempo di ripresa e un tempo di recupero. I termini scientifici per questi tempi sono: fase pre-impatto, fase di impatto, fase post-impatto e fase di recupero.

Allo stesso modo, ogni situazione coinvolge individui, famiglie, gruppi e comunità; adulti e bambini; chi è in forma e chi è vulnerabile; leader e seguaci.

Ogni situazione è fisicamente, emotivamente e socialmente stressante, e in ognuna di esse un certo insieme di risposte di stress ereditate cerca di ripristinare l'equilibrio.

Sebbene tutte le situazioni traumatiche abbiano dei punti in comune, sono anche diverse. Percepiamo che gli incidenti d'auto differiscono dalle inondazioni, ed entrambi differiscono dalle guerre.

È qui che cerchiamo di orientare la pandemia, un disastro o una situazione traumatica al di fuori della nostra esperienza precedente. Vediamo cosa sappiamo delle epidemie e pandemie del passato.

Epidemie e pandemie del passato

Epidemie diffuse si sono verificate nel corso della storia. Nel 430 a.C. gli ateniesi persero 100.000 persone durante la guerra del Peloponneso. Questo è nulla rispetto alla peste Antonina del 165-180 d.C., che distrusse l'esercito romano e uccise cinque milioni di persone, senza contare le invasioni e le guerre civili che seguirono.

Allo stesso modo, la peste di Giustiniano 541-542 d.C., che potrebbe aver spazzato via il 10% della popolazione mondiale, vide la graduale scomparsa dell'impero bizantino.

Si stima che la peste nera del 1346-1353 abbia spazzato via 25 milioni di persone, un terzo o metà della popolazione europea.

Le pestilenze americane del XVI secolo, introdotte dagli europei, hanno ucciso il 90% delle civiltà azteca, inca e degli indiani d'America, facilitando la conquista europea dell'emisfero occidentale.

La pandemia di influenza spagnola del 1918-1920 infettò circa 500 milioni di persone o un terzo della popolazione mondiale. Fece almeno 50 milioni di morti. Le cattive condizioni dei soldati che combattevano la prima guerra mondiale aumentarono la diffusione e la letalità del virus.

In tempi recenti l'influenza asiatica 1957-1958 ha

ucciso un milione di persone, soprattutto a Singapore e Hong Kong. La pandemia di AIDS, scoppiata nel 1981, ha ucciso 35 milioni di persone nel mondo. Circa 40 milioni ne sono ancora affetti, ma i farmaci permettono loro di vivere una vita normale. Infine, la pandemia di influenza suina H1N1 del 2009 ha ucciso fino a mezzo milione di persone. Un vaccino contro questa influenza è incluso nei normali vaccini antinfluenzali.

La pandemia attuale

Origine. La SARS CoV 2, generalmente indicata come Covid-19 (Corona virus disease 2019) sembra aver avuto origine nel mercato all'ingrosso di frutti di mare Huanan a Wuhan, in Cina, alla fine del 2019. Il virus è stato probabilmente trasmesso dai corona virus dei pipistrelli. Entro marzo 2020 il virus si è diffuso in tutto il mondo a sufficienza perché l'OMS dichiarasse una pandemia.

Prevalenza. Entro febbraio 2021 sono stati segnalati 106 milioni di casi e oltre 2,3 milioni di morti a causa del COVID-19 in tutto il mondo. Negli Stati Uniti i numeri si avvicinano a 500.000 morti.

Poiché molte persone infette non rivelano sintomi o hanno solo sintomi lievi, e poiché in molti casi le statistiche non sono affidabili, la percentuale di infezioni gravi e letali sul totale delle infezioni è sconosciuta. Tuttavia, si stima che circa l'1% di tutte le persone infette muoia. Quelli con sintomi significativi hanno una probabilità più alta, 1-10% di morire.

I tassi di infezione e di mortalità sono influenzati da molti fattori. In tutto il mondo tassi di infezione relativamente alti erano più probabili in situazioni di povertà, sovraffollamento, mancanza di istruzione e necessità di fare lavori rischiosi dove le infezioni erano più probabili. Associati ai loro svantaggi sociali, in America gli afroamericani sono morti ad un tasso tre volte superiore a quello dei bianchi americani.

I tassi di morte sono aumentati con l'età, specialmente se i vecchi soffrono di condizioni mediche sottostanti. Gli alti tassi di morte iniziali in Italia, che hanno sopraffatto i servizi sanitari, sono stati attribuiti a una popolazione relativamente vecchia. Le case di cura per anziani mal servite da personale occasionale non addestrato sono state responsabili di una seconda ondata di infezioni a Melbourne, che ha provocato molti decessi.

Nessuna parte vulnerabile della comunità può essere ignorata. Per esempio, dopo aver affrontato bene la prima ondata del virus, Singapore e la Thailandia hanno subito una seconda ondata che è iniziata in zone ignorate e sovraffollate della popolazione migrante.

Un gruppo speciale a rischio è costituito dagli operatori sanitari. Nell'aprile 2020 circa 200 medici sono morti per il virus in tutto il mondo. A giugno, 898 operatori sanitari sono morti solo negli Stati Uniti. Ad agosto si stima che il 10% degli operatori sanitari che erano in prima linea in diverse parti del mondo sono stati infettati. Il logorio del personale si è aggiunto allo stress dei lavoratori rimasti.

Detto questo, la maggiore influenza sulla diffusione della malattia è l'approccio ad essa da parte dei leader nazionali. La Corea del Sud e Singapore, con precedenti esperienze di epidemie, sono stati rapidi nell'imporre severe misure igieniche e di isolamento e le loro popolazioni sono state relativamente risparmiate, anche con la seconda ondata. L'Inghilterra ha preso tempo per riconoscere la gravità della pandemia. La Svezia ha scelto l'immunità di gregge e ha lasciato che la pandemia si scatenasse. Il Brasile ha avuto un atteggiamento macho e indifferente, e negli Stati Uniti il presidente Trump ha deriso la malattia come una bufala del partito democratico. Questi ultimi paesi, specialmente gli Stati Uniti (vicini ai 500.000 morti), hanno subito gravi infezioni e tassi di mortalità.

Valutazioni e azioni realistiche sono state la migliore protezione contro la malattia.

Sintomi. Secondo l'OMS, i sintomi si presentano da uno a quattordici giorni dopo la contrazione della malattia. I sintomi più comuni sono febbre, tosse secca e affaticamento. Meno comuni sono espettorato, perdita del gusto e dell'olfatto, respiro corto, dolori muscolari e articolari, mal di gola, mal di testa, brividi, vomito, tosse di sangue, diarrea ed eruzione cutanea, e depressione e ansia. Altri effetti a lungo termine sono in fase di studio.

Trattamento. Il miglior trattamento è la prevenzione, ma questo richiede un vaccino. Sono stati rilasciati diversi vaccini con speranze variabili di contenere il virus e le sue mutazioni.

La maggior parte delle infezioni non sono gravi e il trattamento è sintomatico, cioè il trattamento è diretto ad alleviare i sintomi specifici. Per esempio, i ventilatori aiutano a fornire ossigeno a coloro che hanno gravi infezioni polmonari.

Una volta all'interno di una popolazione, l'eradicazione del virus è difficile. Diverse tecniche, tuttavia, sopprimono la diffusione del virus: chiusura delle frontiere, messa in quarantena degli arrivi, screening della popolazione e messa in quarantena delle persone infette e dei loro contatti, allontanamento sociale, chiusura di aziende, scuole e lavoratori non essenziali, isolamento delle popolazioni nelle loro case, uso di mascherine, lavaggio delle mani e disinfezione frequente.

Tutte queste misure aiutano a prevenire la diffusione delle infezioni, evitano che i servizi sanitari siano sopraffatti e danno tempo per nuovi trattamenti e lo sviluppo di un vaccino.

La prognosi dipende dal successo delle misure preventive, dall'efficacia dei sistemi politici e sanitari, dalla gestione di ulteriori focolai e "seconde ondate", ma soprattutto dalla disponibilità di un vaccino. Una volta infettati, la maggior parte delle persone sopravvive, a seconda della gravità della malattia e dell'aiuto disponibile. Tuttavia alcuni sintomi possono persistere o ritornare.

Conseguenze secondarie. Le interruzioni dei sistemi e delle relazioni individuali, familiari, lavorativi, comunitari e internazionali hanno una varietà di conseguenze dannose.

Suicidi, violenza domestica, incidenti e una varietà di malattie possono aumentare come in altri disastri. Finora la violenza domestica si è manifestata più apertamente. Tuttavia, in tutto il mondo sono emerse spaccature e colpe sociali, confini tra noi e loro, e tendenze sociali, razziali e xenofobe. Alcuni dicono che le conseguenze secondarie economiche, sanitarie, sociali e politiche possono essere più dannose del virus.

Le conseguenze secondarie sono diffuse. In assenza di un vaccino, la pandemia potrebbe continuare per anni. Ha già causato tensioni sui servizi sanitari, scompiglio nelle economie e tensioni politiche e provocato un deterioramento diffuso della salute mentale, dagli individui alle nazioni.

In sintesi, come la diffusione del virus fisico, i cerchi concentrici in espansione dei suoi effetti si manifestano fisicamente, psicologicamente e socialmente dagli individui alle nazioni.

CAPITOLO 2. VIVERE E AFFRONTARE LA PANDEMIA

Questo capitolo nomina e fornisce parole ad esperienze spesso senza nome e senza pensiero. Le parole cristallizzano tali esperienze e forniscono i mezzi per pensarle, comprenderle e affrontarle. Comprendere il proprio ambiente interno può essere utile quanto comprendere il proprio ambiente esterno.

I problemi di salute mentale stanno diventando sempre più prominenti in questa pandemia, come durante altri disastri. Tuttavia, le malattie psichiatriche aumentano solo di poco. La maggior parte dei problemi di salute mentale, anche i solitamente riconosciuti tassi di ansia, depressione e suicidio, possono essere meglio compresi in termini di una vasta gamma di risposte allo stress e al trauma piuttosto che come malattie psichiatriche.

Le malattie psichiatriche aumentano o peggiorano quando la pandemia colpisce le vulnerabilità precedenti che avevano causato quelle malattie in passato.

Quelle che seguono sono descrizioni in miniatura delle comuni risposte mentali, fisiche e sociali (bio-psicosociali) ai disastri come si sono manifestate in questa pandemia.

Comprendere queste risposte può portare a mezzi migliori per mitigarle.

Come accennato, questo capitolo è una versione ampliata di un opuscolo Come affrontare una grave crisi personale che è stato distribuito in occasione di disastri in Australia e all'estero per oltre tre decenni.

Conseguenze dello stress pandemico

Le risposte che seguono si applicano alle risposte alla pandemia così come alle sue conseguenze secondarie come il lutto e la disoccupazione.

Sentimenti ed emozioni comunemente provati nella pandemia

Shock e incredulità. Inizialmente la pandemia sembrava irreale, come un sogno, o un film. L'invisibilità del virus e il piccolo numero di persone inizialmente colpite hanno facilitato la negazione. Forse sarà solo come una brutta influenza".

La paura e l'ansia sono state l'altra faccia dell'incredulità. Le paure includevano: "il virus mi ucciderà, 'mi prenderà, a me o alla mia famiglia; sarò lasciato solo; abbandonato; tradito; potrei fallire nei miei compiti; potrei fare qualcosa che danneggerà gli altri".

L'impotenza e l'impotenza sono accentuate dalla pervasività e dall'invisibilità del virus.

Dipendenza. Le persone dipendono dalle autorità per le

informazioni, guida e speranza. Rinunciano volentieri alle libertà per cui prima lottavano duramente per preservare e obbediscono a nuove regole costrittive. Alcuni fanno sfoggio della loro indipendenza e si fanno beffe delle regole.

Solitudine e nostalgia della famiglia e degli amici che non si possono visitare e toccare. Desiderio per tutto ciò che non c'è più, alcune cose forse per sempre.

Tristezza, dolore e depressione in seguito a lutti, malattie e perdite di ogni tipo.

Disperazione quando la pandemia si trascina, appaiono seconde ondate, le conseguenze continuano ad aumentare e non sembra esserci una fine.

Rabbia con i leader che non si preoccupano, che sono stati negligenti. Frustrazione e impotenza per l'incapacità di procedere con la propria vita. Indignazione per l'insensatezza e l'ingiustizia di tutto questo. Rabbia con gli 'altri', e capri espiatori per la propria sofferenza.

Senso di colpa per essere vivi e sani, per stare meglio di altri, per non aver salvato o aiutato gli altri, per non aver impedito ai propri figli di soffrire.

Vergogna per essere impotente, dipendente, emotivo; per essere passivo, codardo.

Sovra-immersione e sovra-irritazione. La gente può seguire ogni dettaglio della pandemia. Questo può alternarsi con:

- Intorpidimento quando le persone si isolano dalle informazioni e dai sentimenti. I sentimenti possono ribollire sotto, e affiorare inaspettatamente.
- Delusioni e abbandoni, per esempio con ondate ricorrenti del virus, che possono alternarsi con
- Speranza per il futuro e tempi migliori, specialmente quando le infezioni e i tassi di mortalità diminuiscono.

Tutti questi sentimenti possono verificarsi individualmente o in combinazione. Possono verificarsi in relazione al virus stesso, o in relazione a stress secondari come la disoccupazione, o non essere in grado di pagare l'affitto.

I sentimenti sono comuni e normali, e permettere la loro espressione non porta alla perdita di controllo come si può temere, ma al sollievo e alla guarigione.

Imbottigliare i sentimenti può portare a problemi nervosi e fisici.

Risposte percettive e fisiche

Il tempo può trascinarsi con noia, ma in retrospettiva può essere volato via.

Memoria e concentrazione. La mente può diventare confusa e ristretta.

La stanchezza può derivare dall'insonnia, dalla vigilanza costante e dalla necessità di rivalutare quelle che erano le attività automatiche di tutti i giorni.

I sintomi fisici comuni includono vertigini, palpitazioni, tremori, soffocamento in gola, nausea, diarrea e dolori alla testa, al collo, al petto e alla schiena.

Le donne possono sperimentare stiramenti nell'utero e disturbi mestruali. Entrambi i sessi possono sperimentare cambiamenti nell'interesse sessuale.

Effetti fisici secondari. Infezioni, ipertensione, malattie cardiache, diabete e altre malattie possono derivare o essere aggravate dallo stress.

Si è verificato un aumento dell'assunzione di caffè, alcol e droghe. Alcune persone hanno abbandonato i loro regimi di terapia. Alcuni hanno iniziato a giocare d'azzardo.

Incidenti - lo stress porta ad un aumento degli incidenti domestici, d'auto, di moto e di bicicletta.

Miglioramenti paradossali possono derivare dal blocco, come meno infezioni a causa della minore mescolanza sociale.

Relazioni familiari e sociali

La pandemia ha prodotto conseguenze diverse e persino opposte a seconda delle circostanze prevalenti. Per esempio, le separazioni dai membri della famiglia a causa delle frontiere chiuse e delle chiusure sono state difficili da sopportare, ma in altre circostanze la vicinanza ravvicinata e prolungata potrebbe logorare i nervi. Allo stesso modo, la vicinanza forzata ha aumentato l'intimità in molte famiglie, mentre ha portato alla violenza domestica in altre.

Lo stesso vale per il lavoro. Lavorare da casa, con i figli che fanno contemporaneamente scuola a casa e altre richieste, spesso ha messo a dura prova la logistica. D'altra parte, non dover viaggiare per andare al lavoro e non essere distratti dai compagni di lavoro potrebbe aver migliorato la produttività.

L'aumento del tempo libero è piacevole, ma essere disoccupati e privi di attività sociali può risultare stressante. Le riunioni con zoom sono una compensazione, ma possono diventare sterili e frustranti a causa delle difficoltà tecnologiche.

Nella comunità più ampia, 'We are alone together[3]' esprimeva solidarietà, non migliorata dal distacco sociale e

---

[3] N.d.T. Siamo soli insieme

dalle chiusure. Inevitabilmente, tuttavia, sorgevano sospetti sugli altri portatori del virus. È emersa una tendenza a delineare i confini tra noi e loro, dagli individui e i quartieri alle nazioni.

Le autorità che si preoccupavano, erano sincere e comunicavano chiaramente erano fidate e obbedivano, come abbiamo visto. I leader che erano concentrati su se stessi, negavano la verità, erano incompetenti e offrivano false speranze, anche mentre i tassi di mortalità crescevano, evocavano rabbia e un senso di tradimento tra i loro cittadini.

Le persone che diffidavano delle autorità per esperienze passate potevano interpretare le chiusure come se fossero state imprigionate, prese di mira e punite ingiustamente. Potevano ribellarsi, protestare e persino essere violenti.

Bambini

Sebbene gli adulti si mettessero in gioco e sacrificassero i propri bisogni per i loro bambini, spesso erano insensibili al disagio dei bambini stessi. L'attenzione ai sentimenti dei bambini poteva aumentare lo stress dei genitori già gravati.

I bambini rispondevano in modo simile agli adulti, eccetto che le loro risposte erano modellate dalla loro età, immaginazione, dipendenza dagli adulti e maturità di comprensione. I bambini temevano soprattutto la perdita dei loro genitori, della famiglia e degli amici. Erano anche particolarmente preoccupati che le loro azioni potessero danneggiare i loro genitori o causare la loro perdita.

Durante le chiusure i bambini sentivano la mancanza della scuola, dell'apprendimento, degli amici, degli insegnanti e della routine. Paradossalmente, alcuni bambini che prima non si relazionavano bene con gli altri migliorano grazie all'apprendimento a distanza.

Essendo meno capaci di esprimersi verbalmente, i bambini possono esprimersi attraverso il comportamento. Possono dormire male, avere incubi, regredire ed essere più appiccicosi, bagnare di nuovo il letto, ritirarsi, o diventare dirompenti.

Gruppi vulnerabili

Gli anziani sono più vulnerabili al virus, specialmente se hanno disabilità di fondo, malattie, demenza, e se sono in case di cura dove il virus può diffondersi facilmente. Tutte queste circostanze aumentano la vulnerabilità della loro salute mentale.

I malati, sia per il corona virus che per altre malattie, sono suscettibili di problemi di salute mentale. Aumentano a causa della separazione forzata dalle famiglie durante le chiusure.

Le persone in lutto. Al dolore normale si aggiunge il dolore di essere stati impediti di stare con i moribondi, e i servizi funebri vengono fortemente ridimensionati.

Gli isolati sociali soffrono di ulteriore solitudine e vulnerabilità. Coloro che sono bloccati in paesi stranieri, gli immigrati che non capiscono la lingua locale, e coloro che non sono in grado di usare i media elettronici soffrono un isolamento extra e la mancanza di supporto.

I socialmente svantaggiati. Negli Stati Uniti, per esempio, i neri e gli ispanici soffrono di tassi di infezione 2-3 volte più alti dei bianchi.

I già stressati e traumatizzati. La pandemia può aggiungersi a stress precedenti come la povertà e le malattie. I poveri vivono in situazioni più affollate e trovano più difficile isolarsi e non lavorare. Possono ignorare i sintomi del virus perché potrebbero non avere cibo se non lavorano. Inoltre, gli stress attuali possono aggiungersi e scatenare vecchi traumi.

Gli AIUTANTI danno profondamente se stessi. Si angosciano per i loro clienti e pazienti e sono inclini a sentirsi in colpa per non aver fatto abbastanza per loro. Sono perseguitati dalla morte dei loro pazienti, e sconvolti dalla possibilità, che per alcuni si è effettivamente verificata, di dover scegliere chi sarebbe stato curato e chi lasciato a morire. Il sovraccarico di lavoro, la mancanza di sonno, la mancanza di risorse e l'agitazione emotiva li portano all'esaurimento e all'estinzione.

Gli assistenti si preoccupano di trasmettere il virus ad altri pazienti e alle loro famiglie. Solo secondariamente si preoccupano di essere infettati loro stessi. Molti assistenti, infatti, si sono infettati e alcuni, come in Italia, sono morti. Il logorio del personale a causa della malattia e della quarantena aumenta lo stress sul resto.

Catene di stress

Gli stress precedenti e le risposte allo stress possono accumularsi in varie combinazioni con nuovi stress e produrre cascate di stress e traumi. Per esempio, in alcune parti degli Stati Uniti il virus è stato l'ultima goccia in cima alla disoccupazione, alle cattive condizioni abitative, alle tensioni razziali, alla brutalità della polizia e alla povertà. Alla fine la situazione è esplosa in rivolte e violenza.

Anche negli Stati Uniti il virus è stato coinvolto nella divisione politica locale e nella tensione internazionale.

Rendere l'evento più facile da sopportare

Difese mentali. Inizialmente la gravità della pandemia è stata negata e minimizzata prima di essere finalmente accettata. Tuttavia, alcuni hanno continuato a negare i fatti, e alcuni hanno escogitato teorie di cospirazione sulle potenze maligne che hanno portato via i loro diritti. La negazione oltre il necessario per assorbire lo shock ha portato al pericolo per se stessi e per gli altri.

La realtà e i fatti, anche se dolorosi all'inizio, forniscono il miglior valore a lungo termine. Prevengono miti e fantasie che possono effettivamente aumentare l'angoscia e il pericolo. Era quindi importante attenersi a una gamma ristretta di informazioni affidabili.

Espressione dei sentimenti. Permettere ai sentimenti di emergere ed esprimerli fornisce sollievo e controllo, non perdita di controllo, come spesso si teme.

Il sostegno può fornire grande sollievo e conforto. Il sostegno reciproco può favorire il cameratismo e l'amicizia.

Attività utili come lavorare online, aiutare gli altri, organizzare giochi per i bambini forniscono un senso di controllo e normalità.

Le routine forniscono un senso di costanza e di realtà.

Umorismo, musica, film, forniscono prospettiva e sollievo.

La privacy è importante anche in isolamento. Permette

la comprensione dei sentimenti e la contestualizzazione di se stessi nel mondo.

La speranza. Ricordare il passato pre-pandemico e le prospettive del futuro post-pandemico contestualizza la pandemia. Ci sarà una fine della pandemia. Le ferite guariranno. Potremmo anche uscire da questo disastro più forti e più saggi.

Rivestimenti d'argento[4]

Si dice che ogni nuvola ha un rivestimento d'argento, e la pandemia ne ha sollevato alcuni disparati.

I soccorritori hanno tratto profonda soddisfazione dal salvare e mantenere le vite e le comodità essenziali degli altri. Non si sono sentiti eroici, ma hanno capito che si trovavano in prima linea in eventi storici.

Nella popolazione, specialmente all'inizio, è sorta una cooperazione senza precedenti tra gruppi sociali precedentemente separati. 'Siamo soli ma insieme', questa volta significava il paradosso dell'isolamento sociale condiviso in tutte le popolazioni.

Molti si sono adattati alle nuove realtà. La gente è diventata esperta di tecnologia. La gente ha utilizzato internet per il lavoro, la scuola, gli incontri individuali, familiari e di gruppo e i giochi. Internet ha fornito connessioni e intrattenimento da tutto il mondo.

Il lavoro e lo studio a casa hanno risparmiato il tempo di viaggio e hanno fornito tempo extra per gli hobby, le relazioni intime e il pensiero.

Spogliate dell'inessenziale, le persone hanno avuto la possibilità di imparare su se stesse, e su chi e cosa fosse importante nella loro vita.

---

[4] Noti anche come tratti negatovi che possono portare a risvolti positivi

Le ragnatele del vecchio pensiero possono essere spazzate via, per essere sostituite da saggezza, pragmatismo, creatività e cooperazione. Prospettive realistiche possono essere rafforzate ed essere tradotte in azione, come nel caso del cambiamento climatico e delle disuguaglianze economiche.

Alcune cose da fare

Seguire le linee guida del governo e del dipartimento della salute.

Cercare di essere realistici per quanto riguarda il mondo e se stessi.

Esprimere i propri bisogni e sentimenti e incoraggiare chi ci circonda, specialmente i bambini, a fare lo stesso. Aiutare i bambini piccoli ad esprimersi nei disegni e nel gioco.

Stabilire delle routine di lavoro, esercizio, studio e hobby.

Prendersi del tempo per dormire, riposare, pensare, divertirsi.

Fare più attenzione in casa e al lavoro. Guidare con più attenzione.

Prendere i propri farmaci. Fare attenzione all'assunzione di cibo, alcol e droghe.

Cercare un aiuto professionale quando non stai bene o si è sopraffatti.

Ricorda che sei la stessa persona di prima della pandemia.

Ricorda che c'è una luce alla fine del tunnel.

CAPITOLO 3. ORIENTAMENTO E COMPRENSIONE DELLE CONSEGUENZE DELLA PANDEMIA SULLA SALUTE MENTALE

Nell'ultimo capitolo abbiamo notato le risposte comuni nei disastri e le loro particolari manifestazioni nella pandemia. Ciò che è mancato sono le storie reali di pandemia e un quadro di riferimento per comprenderne la complessità.

Introduzione

Complessità della pandemia

Dobbiamo innanzitutto capire che ci sono delle complessità. Non si tratta semplicemente della paura della morte, di noi stessi e dei nostri cari, e basta. Per spiegare quello che voglio dire, prendiamo un semplice esempio di come il proprio mondo sia stato buttato all'aria. Usiamo la semplice analogia di un incidente d'auto.

Anche qui sorgono molte domande. Come erano le condizioni di guida? E l'auto: freni, sterzo, e così via. Poi innumerevoli domande sul conducente. Età, sesso, esperienza, stato di sobrietà, assunzione di droghe, personalità come l'aggressività generale, incidenti precedenti; stress che potrebbero aver influenzato la valutazione della situazione - distrazioni per esempio a causa di un recente lutto; e poi motivazioni, forse anche intenzioni suicide? E possiamo confrontare questo incidente con le statistiche generali: frequenza degli incidenti tra i giovani, i vecchi, gli uomini e le donne, gli ubriachi e i drogati, nelle città e nelle campagne, nei diversi paesi, e così via.

Poi vengono le molte domande sulle conseguenze. Come è stato colpito il conducente, quando e come? Il conducente ha sofferto di paure ricorrenti, incubi, impotenza, dolore, rabbia, senso di colpa? Quali stress secondari si sono verificati - in ospedale, con le compagnie di assicurazione? E cosa ha significato questo nella vita della persona e per coloro che la circondano?

Sembra che le domande siano infinite. Eppure tutte sono importanti e la rinuncia a qualcuna di esse lascia importanti questioni irrisolte.

Nel capitolo precedente era già evidente una certa organizzazione di queste domande. Le esperienze sono state classificate secondo le risposte biologiche, psicologiche e sociali, nei bambini e negli adulti, negli individui e nelle comunità.

Paragonato a un incidente d'auto, l'"incidente" pandemico è così diffuso e complesso che si può pensare che sia impossibile contenere la sua miriade di frammenti in un corpo coerente di conoscenze.

Nel mondo fisico abbiamo miriadi di esperienze, come la gravità e l'energia, che possono essere nominate e catturate in formule matematiche. Forse le esperienze di sopravvivenza possono essere allo stesso modo legate ad una sorta di formula.

Al momento siamo nell'esperienza della pandemia, analoga all'esperienza della gravità o dell'energia. Cercherò di descrivere le esperienze della pandemia mentre allo stesso tempo le lego ad un insieme scientifico. Chiamo questo insieme la prospettiva integrale. Per anticipare, la prospettiva olistica consiste in otto unità di sopravvivenza in tre dimensioni.

La prospettiva olistica è applicabile alle crisi e alle catastrofi umane. È stata applicata nelle crisi individuali, nei disastri comunitari ed è applicabile alle crisi future che si profilano.

Permettetemi di dare una piccola descrizione della pandemia vista dalla metà all'inizio del 2021. La mia situazione è Melbourne, Australia, che si trova nella sua terza fase 4 di isolamento. La prima e la seconda ondata della pandemia sono attualmente sperimentate in diverse parti del mondo.

Prime valutazioni e risposte alla pandemia

Leader

La negazione dell'avvicinarsi dei disastri era comune, poiché il riconoscimento comportava grandi costi. Gli avvertimenti dei medici cinesi sulla minaccia di un nuovo virus letale sono stati ufficialmente negati e soppressi per due mesi. Alla fine sono state imposte pesanti misure di isolamento e il virus soppresso.

Negli Stati Uniti, la pandemia non è piaciuta al presidente Trump. Come detto, ha definito la pandemia un'influenza ordinaria, una battuta del partito democratico, una fake news, una bufala. Più tardi ha incolpato la Cina, l'OMS e la sinistra "radicale" per la diffusione del virus.

Gli Stati Uniti si sono divisi lungo le linee politiche. Metà della popolazione ha seguito la posizione anti-fattuale e anti-scientifica di Trump e ha rinunciato alle precauzioni appropriate. Il risultato è stato che un quarto dei morti della pandemia mondiale sono stati americani, e i numeri sono ancora in aumento. Vedremo quali cambiamenti porterà un nuovo presidente e l'introduzione dei vaccini.

Il rifiuto da parte del presidente brasiliano Bolsonaro, l'atteggiamento erratico del britannico Boris Johnson, e la scelta calcolata della Svezia di lasciare che il virus si diffondesse fino al raggiungimento dell'immunità di gregge, hanno tutti portato ad alti tassi di infezione nei loro paesi, e, incidentalmente, nei casi di Bolsonaro e Johnson, alle loro stesse infezioni.

La Corea del Sud, Singapore, la Nuova Zelanda e l'Australia hanno avuto tassi di infezione relativamente bassi grazie al loro isolamento geografico, ai governi uniti, al rispetto della scienza e alle prime misure di allontanamento sociale. Tuttavia, le seconde ondate, come abbiamo visto, sono rimaste una minaccia.

In sintesi, i leader che non hanno affrontato le realtà della pandemia hanno rischiato la vita dei loro cittadini. I leader che hanno fornito messaggi non ambigui, fattuali, credibili e mirati, sono stati creduti e i loro avvertimenti sono stati ascoltati, a beneficio delle loro comunità.

Popolazioni

Le popolazioni sono state influenzate dagli atteggiamenti dei loro leader, dalle loro stesse propensioni e dalla natura della pandemia.

L'invisibilità del virus e la distanza iniziale da esso hanno favorito la negazione, e il senso di una nuvola lontana che può passare. Quando la pandemia è diventata più reale, la gente ha contrattato: "Forse è solo un'influenza più grave". Forse moriranno solo i vecchi e i malati". Alcuni incolpavano il messaggero o si ribellavano al messaggio:

'Forse si sbagliano'. Forse il governo sta usando la pandemia per toglierci la libertà".

Mentre i tassi di mortalità salivano, la realtà cominciò a penetrare. Le popolazioni accettarono i fatti e si conformarono alle restrizioni.

Tuttavia, la negazione e la ribellione persistevano in vari gradi. Potevano portare ad un senso di euforia, una vittoria. Per esempio, un uomo in Texas ha partecipato ad un 'COVID party' per dimostrare che il virus non era reale. Prima di morire ha detto: 'Pensavo fosse una bufala, ma non lo è'.

Alcuni hanno partecipato a servizi religiosi nella convinzione che Dio li avrebbe protetti. Le congregazioni sono diventate focolai di infezione.

Negli Stati Uniti e in Germania gruppi hanno protestato nelle strade contro le restrizioni dei loro diritti democratici di riunirsi, di muoversi liberamente e di respirare liberamente senza maschere. Le proteste ricordavano proteste simili del passato contro la fluorizzazione dell'acqua.

La gente ha introdotto nelle proteste problemi individuali, programmi e teorie di cospirazione. Un uomo con tendenze sadiche si è rifiutato di indossare una maschera. Ha goduto del disagio di coloro che lo circondavano.

Mentre la maggior parte della popolazione accettava la necessità delle restrizioni e obbediva agli ordini di igiene, allerta, isolamento e allontanamento sociale, sentiva che stava scivolando in un mondo diverso, che un'altra parte delle loro menti trovava difficile da assorbire.

Come Alice nel paese delle meraviglie, il mondo e se stessi erano irreali, al rovescio. Per esempio, alle persone veniva detto che per combattere il nemico non dovevano fare nulla. Non dovevano lavorare, e il governo li avrebbe pagati per questo. I governi per i quali il debito era un anatema hanno contratto molti miliardi di debiti in economie in stallo. La vita quotidiana ha subito una rivoluzione. Era proibito uscire, incontrare amici e parenti, persino toccare e abbracciare.

La gente assorbiva la situazione in frammenti. Un modo era attraverso l'umorismo, l'ironia e il sarcasmo. Barzellette e vignette abbondavano, come quella di una donna in piedi davanti al suo guardaroba, che si lamentava del fatto che ora doveva aggiungere la sua mascherina al mix di cercare di coordinare il suo vestito. Riferendosi all'esaurimento della carta igienica, una ragazza chiede al padre seduto su un trono di rotoli di carta igienica: "Papà, cosa hai fatto in guerra? Un bambino ha inventato una canzone rap, 'Boo, Coronavirus'.

La paura e altre emozioni hanno rotto le barriere, come

notato nella Prefazione. Una donna ha scritto su Twitter: 'Mi sento molto ansiosa questa mattina... sentendo parlare di ulteriori chiusure. È una sensazione di terrore in realtà, il cuore che batte, il caldo, le lacrime. Non c'è nessuna tigre che sta per attaccarmi, ma di sicuro ci si sente così".

Un medico assegnato presto ad un reparto covid si sentiva come se uno tsunami si stesse avvicinando. Sarei uscito dall'altra parte dopo essere stato sommerso o sarei stato scaricato? I medici erano preoccupati per la mancanza di letti, attrezzature e dispositivi di protezione individuale. Si sarebbero infettati? Avrebbero infettato gli altri?

All'epicentro: un paziente e un guaritore

Finora la maggior parte dei membri della popolazione non è stata infettata dal virus. Ma molti lo sono stati, e anche molti operatori sanitari.

Andiamo all'epicentro del problema: un paziente e un guaritore.

Tony, accademico di 75 anni, Melbourne

Tony ha partecipato a una conferenza in cui un collega d'oltreoceano gli ha mostrato con entusiasmo il suo nuovo libro di testo. Tony lo ha sfogliato per qualche minuto.

Quella sera l'amico chiamò per dirgli che non stava

bene e aveva la febbre. È risultato positivo al COVID. Tony, ancora indenne il giorno dopo, corse due giri intorno al lago locale. Tuttavia, la sera si sentiva un po' intontito, si è fatto controllare e si è isolato. Spero di non morire", ha pensato. 'Che modo stupido di morire'.

L'amico si è ripreso dopo cinque giorni, e anche Tony si è sentito come se avesse solo una leggera influenza. Ma poi è arrivata la stanchezza estrema. Ha dormito, senza sogni, 22 ore al giorno per due settimane. Riusciva a mangiare solo zuppa e ha perso 6 chili.

A parte risistemare il suo testamento, non gli interessava nulla, anche se pensava: "Che soffitta disordinata da lasciare ai bambini".

Il cervello di Tony si sentiva 'confuso'. Una notte, andando in bagno, disorientato, è caduto e ha perso conoscenza per alcuni secondi. Cadendo poi di nuovo poco dopo, senza perdere conoscenza.

Dopo due settimane, Tony ha iniziato a recuperare e ad acquisire forza. Per alcune settimane ha continuato ad avere sintomi urinari e intestinali, ma anche questi si sono risolti. È tornato alla stessa forma fisica che aveva prima dell'infezione.

Il collega continua ad avere ondate di esaurimento.

La moglie di Tony si è sentita stanca per un paio di giorni all'inizio della malattia di Tony, ma non ha più avuto sintomi.

L'esperienza ha portato Tony faccia a faccia con la sua mortalità. E' arrivato ad apprezzare la sua famiglia più di prima. E' stato toccato dalla sollecitudine di sua moglie e dei vicini. ' Sono diventato più gentile, più tollerante, meno arrogante. Molto di ciò che avevo considerato importante, ora lo vedo come periferico.

L'amore, i legami, la verità e la decenza sono più importanti".

Uno sguardo dal fronte; Cremona marzo 2020

Nel marzo 2020 l'Italia è uno dei paesi più infettati dal virus. Al culmine della pandemia quasi 1000 persone morivano ogni giorno. Cremona era nell'epicentro della pandemia, e il suo ospedale ICU (Intensive Care Unit) era al centro dell'epicentro.

Inizialmente i medici non erano preoccupati dalle notizie del virus. Lo percepivano come lontano. Poi ha minacciato una città vicina. Poi è arrivata la valanga. PBS Frontline; Inside Italy's COVID WAR ha filmato gli eventi.

I medici facevano turni di 12 ore. I pazienti aspettavano per ore e ore. Laura, un medico ha detto dei pazienti: "Ammiro la loro capacità. Non conoscono il loro destino. E noi non abbiamo risposte". Laura era sull'orlo delle lacrime.

Una paziente di 30 anni aveva resistito alla paura del marito di farla andare in ospedale. Penso di avere una polmonite precoce... Spero, ma ho paura... È un incubo... Il più piccolo, di 3 anni, non può fare a meno di me... Sono preoccupata, triste". Chiama suo marito e piange: "Non ce la faccio. Ho paura". Le viene diagnosticato il virus e viene ricoverata.

Il medico è inespressivo. È una battaglia ingiusta. Abbiamo poche armi. Il virus le ha tutte. Combattiamo comunque... Il peggio è dover scegliere chi intubare, chi deve avere l'ossigeno".

A casa Laura si sfoga con suo marito, che l'ha sostenuta andando in ospedale: "Stiamo cadendo come mosche". Metà dei medici sono infetti. Laura non abbraccia suo marito da un mese per paura di infettarlo. Ha i polmoni compromessi.

Mattia, 18 anni, viene portato qui. Sua madre è devastata perché non può stargli vicino. La madre chiede alle infermiere di tenergli la mano. Mattia sussurra: "Ho paura di morire". Laura vuole gettarsi su di lui, per proteggerlo. Tutto il mio cuore, ma... dannazione! Ha paura di essere infettata lei stessa, e ancora peggio, potrebbe infettare i suoi pazienti e la sua famiglia.

Il virus circola, si avvicina. Laura è stanca, sfinita, spaventata. Si infetta e va in isolamento a casa. È strano.

Sono passata dall'altra parte".

Suo figlio di 13 anni cerca di essere coraggioso. La mamma ce la farà. Lei è come Capitan America, lo fa per gli altri". La figlia undicenne di Laura dice: "Pensavo solo a lei come a un dottore. Ora ho paura che lo porti a casa... Ho paura per mio padre... Sono orgogliosa di lei". Cerca di trattenere le lacrime ma non ci riesce. Ho paura per i miei genitori... io e mio fratello siamo rimasti soli... non so come cucinare... come dividere le faccende... non sappiamo fare nulla. Scoppia in singhiozzi.

Il figlio lascia il cibo fuori dalla stanza di Laura. Grazie per la tua compagnia", dice lei. La mancanza di contatto fisico la sta facendo impazzire. Ti mancano i miei rimproveri? Ridono.

Lei è stanca, si sente inutile, piange. Grida a un collega che la sta visitando per strada: "Ho voglia di buttarmi dalla finestra". 'No, sei troppo in basso per ucciderti. E pensa al danno al marciapiede". Ridono.

Laura si riprende. Tornati in reparto, anche Mattia si riprende. Alza il morale di tutti. 'Siete la nostra vittoria'. Sembrava una rinascita tra tanta morte.

Dopo tre mesi in cui si è evitato di toccarsi, il personale si abbraccia. Sono uniti nel desiderio di afferrare e godersi la vita. Si sentono tristi per quelli che non ce l'hanno fatta.

Arriva una seconda ondata della pandemia.

Vediamo ora le increspature dell'esperienza di Laura e degli altri.

Ripercussioni della pandemia

Le ripercussioni della pandemia sono state molto varie. Molti della popolazione si sono adattati a lavorare e studiare da casa e si sono divertiti a stare con la famiglia. Ma sono stati messi a dura prova nel cercare di destreggiarsi tra più lavori, sorvegliare i bambini e stare al passo con le esigenze domestiche.

Internet è stato arruolato per aiutare a superare l'isolamento, la disconnessione dal lavoro, dalla scuola e dalla società. Molti hanno organizzato regolari incontri familiari su internet, gruppi di libri, di esercizi e di hobby, e appuntamenti di gioco tra bambini. Ma la mancanza di vicinanza e l'artificiosità dei media hanno reso gli incontri meno genuini e utili. A molti mancava l'hardware o la conoscenza dei media, e sono stati privati anche di questo sbocco.

Mentre il numero di morti e i dettagli della pandemia dominavano i media, e la propria vita cambiava drasticamente, la negazione era impossibile. Eppure la gente aveva bisogno di sollievo mentale. Il mezzo più comune era la disconnessione. Questo poteva comportare il ritiro esterno, o il distacco mentale e l'intorpidimento emotivo.

Queste disconnessioni stesse avevano dei costi. Le persone si sentivano distaccate e vuote, la loro mente era confusa, stordita, e il mondo o se stessi sembravano irreali. Ciò che era scollegato era a volte sentito fisicamente o espresso in modo comportamentale.

I sintomi fisici comuni erano vertigini, palpitazioni, tremori, sensazione di soffocamento nella gola e nel petto, nausea, frequenza, diarrea e dolori alla testa, al collo, al petto e alla schiena. È probabile che i bambini esprimessero la loro angoscia in sintomi fisici e nel comportamento.

I cambiamenti comportamentali comuni includevano astinenza, irritabilità, scoppi d'ira e pianto, mangiare troppo, bere più alcol, e immergersi nei media, compresi il gioco d'azzardo e il sesso.

Mentre la pandemia continuava, gli orizzonti mentali, la concentrazione e la memoria si restringevano. 'Cosa sono venuto a fare qui? Il tempo si trascinava e volava. Altre volte la realtà irrompeva e i sentimenti esplodevano, a volte da un incubo notturno.

Un sintomo comune e sconcertante, considerando che le persone erano meno attive, era la fatica. In parte questo era dovuto al dover rivalutare ogni azione che prima era automatica e senza sforzo. Inoltre, ci voleva energia per mantenere le disconnessioni e per sopprimere le tensioni e le emozioni, e man mano che la pandemia si trascinava, la frustrazione e la disperazione hanno ridotto l'entusiasmo e l'energia.

Ammortizzare contro le valutazioni minacciose ha portato benefici a breve termine, ma anche costi non necessari.

Un'anziana signora era sopraffatta da una pesantezza plumbea ma tortuosa nel petto e dalla stanchezza che l'accompagnava. Piangere per ciò che la pandemia aveva fatto nella sua vita alleviava sia la pesantezza che la fatica, ma la lasciava con la piena consapevolezza delle sue perdite.

Così la fatica potrebbe essere parte di un sentimento fisiologico di rinuncia, che potrebbe estendersi in depressione.

Le increspature della pandemia potrebbero diventare ondate tra i vulnerabili.

I vulnerabili

Lo stress era maggiore per gli anziani, i migranti, quelli in alloggi sovraffollati, e quelli che dovevano lavorare e non potevano mantenere le distanze sociali. Focolai fatali si sono verificati nelle case popolari, nei mattatoi, nelle case di riposo e di cura e negli ospedali.

I bambini e gli adolescenti, sebbene relativamente protetti dal virus, si annoiavano e perdevano la scuola e gli amici. Alcuni sono diventati introversi, ossessionati dalle preoccupazioni, lunatici, bisognosi, arrabbiati e lacrimosi. Anche i loro mondi sono stati messi a soqquadro e i loro genitori, i loro cuscinetti protettivi, sono diventati più imprevedibili.

Le persone già stressate e tese erano vulnerabili ai problemi di salute mentale, specialmente se le circostanze attuali alimentavano le loro vulnerabilità.

I seguenti sono estratti mascherati da una piattaforma internet condivisa di un servizio di consulenza.

È emersa un'ansia che penso sia sempre stata lì... Ho cominciato a rilassarmi e a fare esercizio, che mi aiutano a stare bene... Sono sopraffatta, ossessionata... Mio padre lavora in un magazzino. E se portasse il virus a casa, specialmente a mio fratello immunodepresso? A volte l'ignoranza è una benedizione... Il mio compagno può esplodere in collera con me senza motivo... Non so cosa fare con tutti i miei sentimenti... Tenermi occupata mi aiuta... Sono stata licenziata. Sono estremamente triste... In cima ai miei problemi devo sopportare i tornado emotivi di mio marito... Provo rabbia verso coloro che non seguono le regole... Le famiglie si stanno disgregando tutto intorno... Mi sento così impotente... Non riesco a trovare nessun tipo di felicità... Mi sento intrappolata e controllata...

La maggior parte di queste persone non erano malate psichiatricamente, ma soffrivano di una grande varietà di sintomi di salute mentale angoscianti. Hanno un senso emotivo, ma al momento sono difficili da classificare, proprio come il precedente vortice di risposte con cui ho iniziato questo libro.

A volte gli aspetti della pandemia hanno scatenato specifici traumi del passato. Per esempio, alcuni sopravvissuti all'Olocausto sono entrati in stati di ansia e panico, che hanno associato al loro passato. Per esempio, le chiusure con la polizia che pattugliava le strade hanno innescato esperienze di nascondersi con i nazisti fuori dalle loro case.

A volte malattie psichiatriche evidenti sono state innescate da aspetti della pandemia. Casi come questo spiegano il leggero aumento delle malattie psichiatriche manifeste durante la pandemia.

Andrew, 47 anni, specialista in oceanografia

Andrew ha subito gravi abusi da bambino. Anche se attualmente è un esperto mondiale rispettato nella sua professione, ha tuttavia sofferto di gravi ansie sociali, problemi di relazione e occasionali episodi psicotici paranoici.

A causa degli alti tassi di infezione e di morte intorno a lui, ha lasciato l'America per la sua casa a Melbourne. Tuttavia, dopo la sua quarantena obbligatoria, una seconda ondata del virus è scoppiato nella sua città, ed èdovuto andare in isolamento.

Andrew si è sentito perseguitato ed è entrato in uno stato di panico e paranoia.

Il personale dell'ospedale era vulnerabile all'infezione e allo stress e alla fatica di occuparsi dei pazienti, molti morti in seguito. Molti membri del personale hanno ceduto al virus, e si sono spenti.

Comunità. Per alcune comunità già tese la pandemia è stata l'ultima goccia. Per esempio nel South Side Chicago la disuguaglianza razziale, la negligenza del governo, la brutalità della polizia, la guerra tra bande, e la recente morte televisiva di George Floyd sotto gli stivali di un poliziotto bianco, il COVID ha portato le proteste e la violenza ad un nuovo livello. Un residente ha riportato sempre più spari ogni notte.

Paradossalmente, alcune persone sono migliorate nella pandemia. Per esempio, alcuni malati di agorafobia che non si erano avventurati fuori dalle loro case senza una forte ansia, si sono sentiti più a loro agio mentre il resto della popolazione doveva rimanere in casa.

Come dare un senso alla miriade di immagini della pandemia?

Ci sono così tante storie. Tutti hanno una storia. Quelli che sono morti a causa del virus, i loro parenti, i loro medici e assistenti; quelli in quarantena, quelli in isolamento, quelli in attesa del disastro e quelli che si sono ripresi; genitori e bambini; vecchi e giovani; famiglie, gruppi e nazioni; ognuno ha una storia e ogni storia procede dall'inizio, alla metà e alla fine.

Ogni mente e combinazione di menti vacilla e lotta in modo diverso, ogni cuore batte e soffre al proprio ritmo e sentimento.

Eppure siamo tutti limitati nella nostra pelle e nelle nostre menti. Possiamo suonare molte sinfonie ma siamo limitati dai nostri strumenti e dalle note disponibili.

Finora le esperienze e le storie ci coinvolgono, ci catturano. Ma prima o poi dobbiamo riflettere su di esse e dar loro un senso per spostare le storie in luoghi migliori.

Immaginiamo un bambino che ci comunica che non sta bene. Cerchiamo di trovare le parole per affinare i "malesseri". C'è un mal di pancia, un mal di testa, una sensazione di vomito. Cerchiamo di curarli, inizialmente senza renderci conto che ci sono varie ragioni per ogni sintomo. Col tempo abbiamo libri di medicina e varie specialità che affinano i malesseri e le malattie.

Purtroppo i libri di medicina e psichiatria aiutano poco a diagnosticare la gamma di disagi mentali che abbiamo trovato finora.

Nella pandemia siamo allo stadio di mal di pancia, mal di testa e nausea. I loro equivalenti di salute mentale, continuamente ripetuti, sono il suicidio, l'ansia e la depressione.

Abbiamo bisogno di un quadro di riferimento per la varietà di sintomi che abbiamo incontrato finora.

Il quadro integrale

Ho suggerito che ci potrebbe essere una sorta di formula, una prospettiva scientifica che può legare e dare un senso alla gamma di risposte pandemiche che abbiamo incontrato finora. Ho prefigurato le pulsioni di sopravvivenza in tre dimensioni potrebbe presentare una tale prospettiva (una struttura olistica).

Guardiamo prima le pulsioni di sopravvivenza.

Istinti di sopravvivenza, strategie di sopravvivenza

Gli istinti di sopravvivenza (spesso chiamati pulsioni di sopravvivenza o strategie di sopravvivenza) sono la carne e il sangue che coprono e circolano nelle tre dimensioni.

Ogni strategia di sopravvivenza ha caratteristiche biologiche, psicologiche e sociali, e tutte hanno diverse sfumature in diversi punti di ogni dimensione. Questo dà l'impressione di un'infinità di risposte. Eppure tutte queste risposte possono essere ricondotte all'una o all'altra strategia di sopravvivenza evocata in specifiche situazioni di minaccia. Così possiamo potenzialmente dare un senso ad ogni sintomo.

In alternativa, possiamo pensare alle strategie di sopravvivenza come a un'ottava, le cui note, con i loro armonici e sovratoni, possono costituire sinfonie complesse; ma ogni parte della sinfonia può essere ricondotta all'ottava originale.

L'ottava delle strategie di sopravvivenza è rappresentata nella tabella 1.

TABLE 1: SURVIVAL DRIVES/STRATEGIES

APPRAISAL OF MEANS OF SURVIVAL	SURVIVAL - DRIVES	ADAPTIVE/SUCCESSFUL RESPONSES			MALADAPTIVE/ UNSUCCESSFUL RESPONSES			TRAUMA RESPONSES
		BIOLOGICAL	PSYCHOLOGICAL	SOCIAL	BIOLOGICAL	PSYCHOLOGICAL	SOCIAL	
MUST SAVE OTHERS	RESCUING PROTECT PROVIDE	↑ESTROGEN ↑OXYTOCIN ↑OPIOIDS	CARE EMPATHY DEVOTION	RESPONSIBILITY NURTURE PRESERVATION	SYMPATHETIC & PARASYMP AROUSAL	BURDEN DEPLETION SELF-CONCERN	RESENTMENT NEGLECT REJECTION	ANGUISH COMPASS FATIGUE CAUSED DEATH
MUST BE SAVED BY OTHERS	ATTACHING PROTECTED PROVIDED	?↑OPIOIDS	HELD, CARED FOR NURTURED LOOKED AFTER	CLOSE SECURE CONTENTMENT UNION	↓OPIOIDS	YEARNING NEED CRAVE ABANDONMENT	CRY INSECURE DEPRIVED SEPARATION	HELPLESSNESS CAST OUT LEFT TO DIE
MUST ACHIEVE GOAL	ASSERTING COMBAT WORK	↑E, NE ↓CORTISOL ↑IMMUNOCOMP	STRENGTH CONTROL POTENCY	WILL HIGH MORALE SUCCESS	↑↑E, NE → DEPLETION E, NE ↑BP, ?CHD	FRUSTRATION LOSS OF CONTROL IMPOTENCE	WILLFULNESS LOW MORALE FAILURE	EXHAUSTION "BURN-OUT" POWERLESSNESS
MUST SURRENDER GOAL	ADAPTING ACCEPT GRIEVE	PARASYMP AROUSAL ↑CORTISOL	ACCEPTANCE SADNESS GRIEF HOPE	YIELDING MOURNING TURN TO NEW	↑CORTISOL ↓IMMUNOCOMP ↑INFECTION, ?↑ CA	OVERWHELMED DEPRESSION DESPAIR	COLLAPSED WITHDRAWAL GIVING UP	DAMAGE GIVEN IN SUCCUMBING
MUST REMOVE DANGER	FIGHTING DEFEND RID	SYMP AROUSAL ↑N, NE ↑BP	THREAT REVENGE FRIGHTEN	DETERRENCE WOUNDING RIDDANCE	↑↑ SYMP AROUSAL ↓CORTISOL	HATRED PERSECUTION KILLING	ATTACK ERADICATION DESTRUCTION	HORROR EVIL MURDER
MUST REMOVE ONESELF FROM DANGER	FLEEING RETREAT SAVE ONESELF	SYMPATHETIC & PARASYMP AROUSAL	FEAR TERROR DELIVERANCE	HIDING FLIGHT ESCAPE	NE DEPLETION ↑E & CORTISOL	PHOBIA PARANOIA ENGULFMENT	AVOIDANCE PANIC ANNIHILATION	"INESCAPABLE SHOCK" BEING HUNTED, KILLED
MUST OBTAIN SCARCE ESSENTIALS	COMPETING POWER ACQUISITION	↑TESTOSTERONE SYMP AROUSAL	WINNING STATUS DOMINANCE	CONTEST HIERARCHY POSSESSION	↓TESTOSTERONE ↓FEMALE HORMS ↑CORTISOL	DEFEAT GREED, ENVY EXPLOITATION	OPRESSION STRUGGLE PLUNDERED	TERRORIZATION MARGINALIZATION ELIMINATION
MUST CREATE MORE ESSENTIALS	COOPERATING TRUST MUTUAL GAIN	↑OPIATES ↓BP, E, NE	MUTUALITY GENEROSITY LOVE	INTEGRATION RECIPROCITY CREATIVITY	↓OPIATES ?↑PARASYMP AROUSAL	BETRAYAL SELFISHNESS ABUSE	DISCONNECTION CHEATING DISINTEGRATION	ALIENATION FRAGMENTATION DECAY

La metà sinistra della tabella mostra le funzioni soddisfacenti delle strategie di sopravvivenza. La parte destra della tabella indica gli stress, le tensioni e i traumi delle strategie di sopravvivenza tese e sovraccaricate. Gli aspetti biologici, psicologici e sociali di queste spinte alla sopravvivenza, come si irradiano su tre dimensioni, costituiscono la miriade di sintomi all'interno di situazioni di stress e trauma come la pandemia.

Per aggiungere (o chiarire) la complessità, le strategie di sopravvivenza fluttuano a seconda delle circostanze, agiscono di concerto in varie combinazioni, e oscillano tra il funzionare e produrre sollievo, o non funzionare e causare sintomi.

Le strategie di sopravvivenza possono scatenarsi in millisecondi dall'istintivo, non autocosciente emisfero destro del cervello. La gente dice: 'L'ho fatto automaticamente'. 'Ero sorpreso di averlo fatto'. Non sapevo di poterlo fare".

Poiché gran parte dell'attività di sopravvivenza proviene dall'emisfero destro non consapevole, alcuni aspetti dell'attività di sopravvivenza non hanno senso e sono sperimentati come sintomi misteriosi.

Esaminiamo ora tali sintomi, precedentemente incontrati in modo disordinato, secondo le pulsioni di sopravvivenza da cui hanno avuto origine. Sperimentando simultaneamente, così come osservando, orientando, nominando e comprendendo i sintomi, otteniamo una prospettiva totale.

Salvataggio, salvare gli altri

Può sorprendere che la prima risposta saliente nella pandemia, come in altri disastri, non sia stata cane mangia cane o sopravvivenza del più forte, ma il più forte che cerca di salvare i deboli e i vulnerabili. Questo è stato un istinto forte, che si è manifestato nei genitori che proteggevano i loro figli, negli operatori sanitari che proteggevano i pazienti, nei datori di lavoro che proteggevano il loro personale e nei leader nazionali che proteggevano i loro cittadini (una volta capito che il corona virus poteva spazzare via centinaia di migliaia di loro).

Salvare vite umane è diventato di primaria importanza. Sono stati fatti dei sacrifici. Grandi cambiamenti si sono verificati.I partiti dell'opposizione sono stati arruolati per aiutare. I fatti e la scienza hanno superato i miti e le ideologie precedenti. Per esempio, come detto, in Australia, dove per un governo conservatore un surplus di bilancio era un obiettivo sacro, in pochi giorni il governo si è trasformato in uno stato quasi assistenziale. Per nutrire e sostenere le persone ferme e i disoccupati costretti all'ozio, il governo ha contratto un debito che non si vedeva dalla seconda guerra mondiale.

I servizi sanitari che erano stati messi a dura prova, furono quasi da un giorno all'altro dotati di fondi per il personale, i letti, i respiratori e i dispositivi di protezione individuale.

In prima linea l'istinto di salvataggio era intenso e nudo. Abbiamo visto Laura che ha dovuto resistere al suo impulso di gettarsi protettivamente su Mattia. L'istinto di solito si irradiava nella carne e nel sangue (o nel cuore e nell'anima) degli assistenti.

L'infermiera Natasha ha detto:

“È un enorme privilegio far parte del sistema sanitario. Sono grata di poter lavorare e aiutare le persone. Mi dà uno scopo".

Il padre di Natasha, un medico devoto, era morto di recente. Si è messa a piangere: "Mio padre non avrebbe mai smesso di aiutare". Rinnegare il suo ruolo avrebbe significato tradire lui, i suoi colleghi, i suoi stessi valori e la sua sacra missione.

Lo stress del personale sanitario era enorme. Soffrivano di angoscia mentre i loro pazienti morivano. Erano tormentati dal senso di colpa per averli delusi. Dover scegliere chi deve vivere e chi deve morire, come dovevano fare i medici in Italia, era straziante. Il personale soffriva di stanchezza da compassione, caratterizzata da esaurimento ma insonnia, e intorpidimento delle emozioni ma angoscia di fondo.

Il personale aveva costantemente paura di essere infettato e di contagiare i pazienti e le loro famiglie. Nel mese di agosto a Victoria, infatti, un terzo dei casi di infezione erano operatori sanitari. Questo ha messo più stress sul restante personale.

Attaccamento, cercare il salvataggio

L'attaccamento è l'altro lato del salvataggio e della salvezza. L'impulso del soccorritore ad abbracciare è ricambiato dall'impulso di aggrapparsi e stringere da parte del salvato. L'abbraccio e l'aggrapparsi formano un duo sicuro e soddisfatto, esemplificato tra madre e bambino o, diciamo, tra il soccorritore e il salvato.

Rispetto ai disastri come gli incendi boschivi, dove soccorritori e salvati, e le comunità in genere si riunivano, la pandemia ha richiesto separazione e isolamento. Cartelli ovunque indicavano i 1,5 metri richiesti tra gli individui. Le strette di mano erano proibite e sostituite da sfregamenti di gomito. I luoghi pubblici, i ristoranti, gli impianti sportivi furono tutti chiusi o fortemente limitati. Lo slogan, 'Siamo tutti insieme in questo', suonava vuoto.

Anche a casa gli infetti erano isolati dalle loro famiglie e negli ospedali i caregiver indossavano dispositivi di protezione personale che li allontanavano, mentre i malati erano coperti da tende di plastica (vedi Tony e Laura).

Molti erano soli, poiché il loro desiderio e bisogno di altri e del loro tocco era insoddisfatto. Molti sono morti soli e angosciati. I parenti bloccati dai malati e dai moribondi riflettevano l'angoscia.

L'isolamento e le separazioni erano onnipresenti. I lavoratori erano separati dal lavoro. Adolescenti e giovani adulti erano separati da coetanei e partner. Per molti bambini la separazione dalla scuola, dagli insegnanti e soprattutto dagli amici è stata la parte peggiore della pandemia. Le connessioni internet non potevano sostituire la vicinanza fisica. Il sesso su internet aumentava, ma era privo di realtà. Molte relazioni soffrivano di separazioni.

Nonostante questo, molti attaccamenti psicologici resistevano. A casa, i bambini organizzavano le loro menti per cambiare le relazioni e le direttive dei genitori. Allo stesso modo, gli adulti assorbivano i pronunciamenti delle autorità e le regole imposte.

Come notato, in pochi giorni la gente ha rinunciato a diritti per i quali aveva lottato per secoli: il diritto di movimento, di associazione, di lavoro, persino di vestirsi. Come il governo ha fatto una capriola con le sue ideologie, la popolazione è passata da una democrazia a uno stato di polizia assistenziale.

Ciò che contava non erano le ideologie precedenti e nemmeno le credenze religiose, ma la fiducia attuale nel governo e la sua intenzione di proteggere realisticamente il suo popolo.

Dove i leader erano incompetenti o egoisti, le loro nazioni erano come famiglie disfunzionali. Alcuni seguivano i loro leader, per loro sfortuna, mentre altri, come bambini orfani, hanno lottato per essere al sicuro da soli.

Per alcuni i fardelli erano troppo grandi e si sono ribellati. Alcuni giovani facevano feste segrete. Alcuni dirottarono le loro frustrazioni in proteste politiche, per esempio sostenendo che gli era stato tolto il diritto all'aria. Alcuni si sono persino ribellati.

Raggiungimento dell'obiettivo, caccia, combattimento, lavoro

Il virus ha ostacolato le attività quotidiane di sopravvivenza riguardanti il cibo, la sicurezza, il riparo e la costruzione di oggetti. Il virus era un esercito invisibile che doveva essere cacciato e combattuto.

I vaccini promettono di essere le armi per farlo. Fino al loro arrivo ci sparpagliamo e ci nascondiamo.

A volte mettiamo la testa fuori, solo per essere colpiti da un'altra ondata di vittime. Allora a malincuore, demoralizzati, ci ritiriamo di nuovo nelle nostre tane.

Come soldati costretti all'impotenza mentre i nemici sono in agguato, arriva la frustrazione. I muscoli si tendono, la pressione sanguigna sale. Gli uomini devono aspettare che le donne combattano le loro battaglie e che il governo fornisca loro il cibo.

Alcuni si ribellano ed esprimono disprezzo per il nemico e per chi ne ha paura. Si espongono, sfidando il nemico ad attaccarli. Alcuni dirottano l'aggressione su gruppi più deboli. Ma la maggior parte fa del suo meglio e cerca di occupare se stessa nelle sue fortezze.

Molti hanno potuto lavorare da casa, almeno in una certa misura, ma molti non ne hanno avuto la possibilità. Alcuni raschiano il lavoro. Altri hanno attinto o svuotato i loro fondi di previdenza o si sono indebitati.

Su una scala più ampia, le economie crollarono, le imprese hanno fallito, il commercio è diminuito e milioni di persone sono rimaste disoccupate. Per la prima volta molti hanno iniziato dipendere dalle elemosine del governo, dalla carità e dalle mense per i poveri. Le condizioni sono state paragonate alla Grande Depressione.

Molti proprietari e dirigenti d'azienda hanno cercato di adattarsi a circostanze in continuo cambiamento, che tuttavia stavano precipitando. Molti hanno cercato di sostenere i loro dipendenti con i quali avevano relazioni personali. Molti hanno provato l'angoscia di dover licenziare i dipendenti per mantenere i loro affari.

Ted, 50 anni, gestiva un'azienda manifatturiera con centinaia di dipendenti. Lo scenario era in continuo cambiamento e deterioramento. Ted ha cercato di tenere a galla l'azienda che perdeva milioni ogni settimana. “Ho un cuore, conosco molti dipendenti e le loro famiglie, ma... è semplice matematica. Per il momento il governo è venuto in nostro aiuto".

Ted ha detto con determinazione, 'Ho iniziato questa pandemia con 420 dipendenti, e quando finirà avrò ancora 420 dipendenti'.

Molti di quelli che ancora lavoravano erano persone vulnerabili e il loro lavoro è diventato più logorante. Alcuni luoghi di lavoro come ospedali, mattatoi e magazzini sono diventati focolai virali.

Michael, 58 anni, era un indigeno che lavorava in un magazzino. Anche se grato di avere un lavoro, ha iniziato ad evitare i suoi compagni di lavoro, alcuni dei quali, secondo Michael, non rispettavano sufficientemente le regole COVID.

Lui stesso ha cercato di rimanere concentrato, di fare tutte le cose giuste e di essere autodisciplinato, sperando così di rimanere al sicuro. Tuttavia, era preoccupato, dormiva male e si sentiva affaticato. "Sono deluso, non sono al top. È un virus resistente. Non mi sento in grado di controllare la situazione".

Michael urinava più frequentemente, indicando che il suo diabete era fuori controllo.

Anche le agenzie governative hanno sofferto. I dipendenti statali sono stati licenziati. La qualità del lavoro ne ha sofferto. Tutto questo mentre il governo contraeva debiti senza precedenti per evitare il caos totale.

Tutto è diventato più difficile, dato che punti vendita come biblioteche, impianti sportivi e ristoranti hanno chiuso.

Anche le scuole e le università hanno chiuso. L'istruzione domestica è stata difficile, e gli studenti si preoccupavano dei loro esami e del loro futuro.

Il morale continuava a incombere. La propria vita si svuotava. L'immagine di sé e la dignità diminuivano. La visione di se stessi come membri produttivi e contribuenti della società ne soffriva.

Come sempre c'erano dei paradossi. Alcuni studenti lavoravano meglio in isolamento a casa che a scuola. Anche alcuni adulti ottenevano di più lavorando a casa che facendo i pendolari per ore negli uffici.

Adattamento, rinuncia all'obiettivo, perdita

Gli esseri umani sono una specie molto adattabile, ed è stato notevole la rapidità con cui le persone si sono adattate alle esigenze quotidiane di sopravvivere alla pandemia.

Sembrava irreale osservare come le routine che erano la spina dorsale della vita delle persone sono diventate fiochi ricordi. Nuovi punti di vista e prospettive sono stati adottati come un cambio d'abito.

Questa immagine era ingannevole. I cambiamenti sembravano irreali, persino comici. In realtà le persone erano scioccate e stordite in diversi gradi dai loro nuovi mondi.

Sotto il rapido adattamento c'era una perdita dolorosa. I più feriti erano i malati, i moribondi e le persone in lutto, specialmente quando dovevano dire addio da lontano.

A parte il lutto, il contatto intimo tra i membri della famiglia e gli amici intimi era spesso perso a diversi livelli. Michael ha pianto perché non ha potuto confortare i suoi due figli adolescenti durante l'isolamento perché vivevano con la sua ex moglie in un altro stato.

Le perdite erano onnipresenti nella pandemia e ogni settore era coinvolto: relazioni, lavoro, scuola, routine, modi di vivere, divertimenti e creatività; in un certo senso il mondo intero era cambiato. A volte le perdite si accumulavano. A volte erano aggiunte a perdite precedenti.

Come in molte altre situazioni, le persone cercavano di proteggersi dalla tristezza e dal dolore. Ma il dolore inespresso e la depressione hanno un costo per la salute fisica e mentale.

Esprimere il dolore e la disperazione imbottigliati può aiutare.

Jane, 83 anni, vive con il marito

Durante la terza settimana di isolamento, Jane è diventata sempre più svogliata e le mancavano interesse ed energia. 'Le mie gambe sembrano di piombo, e la pesantezza saliva e prendeva tutto il mio corpo. Anche il mio petto si sente pesante, stretto e doloroso. Sono così appesantita, che se mi sdraio, potrei non alzarmi mai, e comunque, non ha senso alzarsi".

Qual era lo scopo, spiega Jane. Vedeva a malapena i suoi figli e nipoti. Le riunioni di famiglia, il senso di unione erano spariti. Nessuna festa di compleanno, nessuna visita. Non poteva socializzare con gli amici, non poteva fare l'idroterapia, le lezioni d'arte, le visite dal parrucchiere; e tutto ciò che sente è il numero di infezioni e di morti.

Jane ha cominciato a piangere. Le fitte di dolore e dispiacere erano seguite da profondi singhiozzi. Dopo essersi calmata, si è sentita più leggera. L'amore è ancora vivo", ha detto a suo marito, "e anche tutto questo finirà prima o poi".

I sentimenti e gli stati d'animo dei bambini sono stati influenzati dagli stati d'animo e dalle indicazioni dei genitori. Tuttavia, i bambini di tutte le età sentivano le perdite e rispondevano ad esse a modo loro. Anche i bambini di due anni potevano essere depressi e svogliati. Tuttavia, la mancanza di concentrazione e la distraibilità dei bambini potevano oscurare le loro depressioni e il loro essere sopraffatti.

Era chiaro che molto era andato perduto per la popolazione e molto avrebbe dovuto essere pianto. Ma c'era speranza alla fine del tunnel. Forse un mondo nuovo e migliore sarebbe emerso.

Lotta

La lotta è una pulsione istintiva a sangue caldo che uccide o viene uccisa. Combattere non è una strategia praticabile contro questo virus invisibile e pervasivo. Non importa quanto lo odiamo, non possiamo impegnarci e ucciderlo. Dobbiamo aspettare che i tecnici laboriosi forniscano il vaccino.

C'è un'eccezione e si verifica a livello cellulare. Aiutato dall'alta temperatura del sangue (siamo a sangue caldo), il nostro sistema immunitario combatte il virus. Un esercito di linfociti, macrofagi e cellule killer naturali, ingaggia, disattiva, avvelena e ingerisce l'esercito avversario di cellule corona. Questa battaglia genocida fino alla morte continua negli individui infetti e si riflette nei loro stati clinici.

Tornando al livello macroscopico, il dover mantenere le distanze e isolarsi dagli altri tende a facilitare una visione degli altri come potenzialmente minacciosi. Individui, famiglie, vicini e gruppi si sono guardati l'un l'altro con diffidenza come potenzialmente rischiosi. Appoggiati dalla legge, gli effettivamente infetti erano i più evitati. Anche coloro che li curavano diventavano sospetti. Suor Nadia era angosciata perché la gente lanciava insulti alle infermiere che lasciavano l'ospedale in uniforme.

Il virus era associato alla sporcizia. Ci si doveva lavare

spesso le mani come se fossero sporche. La disinfezione era chiamata pulizia profonda. Nella fantasia, la gente sporca e il virus diventavano una cosa sola.

Si sono formati dei confini tra noi (puliti) e loro (sporchi). Sono apparsi dei graffiti che invitavano gli stranieri sporchi ad andare a casa. 'Loro' potevano essere definiti dalla geografia, dalla nazionalità, dall'etnia, dalla razza o dallo status economico. I confini tra nazioni, stati e distretti sono emersi e si solo solidificati. La paranoia ha raggiunto livelli di inimicizia e la ricerca di capri espiatori. Gli incidenti di razzismo e antisemitismo sono aumentati.

Il primo ministro australiano ha detto agli studenti d'oltremare bloccati che erano stati precedentemente vacche da mungere per l'economia. 'Se non vi piace qui, tornate a casa'. Ha rifiutato di sostenerli finanziariamente. I cittadini di tutto il mondo sono partiti per i loro paesi d'origine. Un chiaro esempio di nazionalismo che nasconde la frustrazione è stato il presidente degli Stati Uniti Trump che ha incolpato la Cina per la diffusione del "virus cinese", anche se stava cercando di nascondere la propria incompetenza.

Cerchiamo di essere chiari. L'attuale pandemia non ha suscitato nulla di simile alla colpa degli ebrei per la pandemia della peste nera nel 1300, quando migliaia di ebrei furono bruciati a morte. Ma il corona virus ha suscitato frustrazioni, irritabilità e rabbia. Queste si sono tradotte in un aumento della violenza in casa (violenza domestica) e in proteste e rivolte come negli Stati Uniti e in Israele. Ma anche in questi casi c'erano fattori esterni al virus che erano fonti primarie di rabbia.

Oggi riconosciamo che gli esterni e persino gli infetti non sono "sporchi". Né i loro detrattori sono insensibili e indifferenti. Vengono tutti da gruppi svantaggiati, che non possono permettersi di isolarsi e non lavorare. Non meritano di essere biasimati o colpevolizzati più degli operatori sanitari che sono infettati a grandi tassi.

Fuga

La fuga, sotto forma di evitare, allontanarsi e nascondersi, è stata la strategia di sopravvivenza più efficace disponibile nella pandemia.

Le emozioni associate includevano vigilanza, paura, spavento, terrore e panico. Quando queste emozioni venivano soppresse, le persone provavano un'ansia generale. La paura e l'ansia si manifestavano in sintomi come insonnia, incubi, tensioni muscolari, tremori, farfalle nello stomaco e necessità di svuotare e defecare.

Le paure del virus potrebbero essere spostate su altre paure, sulle quali si può sentire di avere un certo controllo. Tali paure includono la paura di uscire (agorafobia), ossessioni come il costante lavaggio delle mani, o preoccupazioni esagerate per i minimi sintomi.

Le paure e le ansie legate agli effetti secondari del virus, come la disoccupazione, la bancarotta e la perdita della residenza, potrebbero essere altrettanto invalidanti della paura del virus stesso. Queste paure e ansie potrebbero anche essere spostate su fobie e ossessioni.

La paura prolungata è molto faticosa. A volte, soprattutto i giovani, si "ribellano". Emergono, viaggiano e si riuniscono nonostante le conseguenze. Nella guerra di trincea si chiama 'andare sopra le righe'.

Ansie e paure possono scatenare ansie e paure

precedenti. Per esempio, quando alcuni grattacieli di Melbourne hanno avuto focolai del virus, sono stati improvvisamente chiusi e circondati dalla polizia. Molti residenti erano immigrati che avevano sperimentato la persecuzione. Come i sopravvissuti dell'Olocausto menzionati prima, sono stati innescati di nuovo a sentirsi imprigionati e perseguitati.

Anche i bambini hanno avuto paura e ansia in modi diversi, a seconda della loro età e del comportamento dei genitori. Alcuni sono diventati appiccicosi, altri irritabili.

I genitori e le autorità devono cercare di modulare le paure nei loro ambiti di responsabilità, secondo la realtà. Una paura eccessiva può portare a spirali di disabilità, mentre una paura insufficiente può portare a comportamenti imprudenti, che in alcuni casi possono portare a contrarre e diffondere la malattia.

Alcune persone hanno affrontato le loro paure e ansie in modi creativi. Per esempio, i residenti dei grattacieli che sono stati chiusi dalla polizia si sono uniti come mai prima, ignorando le differenze nazionali e tribali. Hanno stabilito connessioni sui social media tra di loro e con la polizia, che presto si è ritirata.

Competizione, lotta

La televisione ha mostrato le lotte per il cibo e i rotoli di carta igienica nei supermercati, incarnando la competizione per quelle che erano percepite come penurie incombenti.

Ad un livello più serio, gli ospedali, gli stati e le nazioni lottavano per le forniture di letti, maschere, camici, dispositivi di protezione individuale e respiratori. La scarsità di letti e respiratori significava, come è successo a Cremona, che alcuni pazienti dovevano essere scelti per il trattamento rispetto ad altri.

A livello nazionale, la Cina ha acquistato attrezzature di emergenza da tutto il mondo all'inizio della pandemia. Il presidente Trump ha comprato idrossiclorochina nella convinzione che gli americani avrebbero beneficiato preferibilmente della sua presunta attività anti-COVID-19. I laboratori di tutto il mondo hanno fatto a gara per essere i primi a scoprire un vaccino. I loro cittadini sarebbero stati i primi a beneficiarne.

Queste erano azioni competitive trasparenti. Ma c'era una competizione più radicata, nascosta e più diffusa: tra i ricchi e potenti e i poveri e gli impotenti. Questa competizione era relativamente invisibile perché si svolgeva secondo gerarchie stabilite da tempo.

Il risultato di questa disuguaglianza si è manifestato

nel fatto che le persone più povere avevano tassi più alti di infezioni coronariche e di morte. Per esempio, negli Stati Uniti, i neri e gli indigeni sono morti per il virus ad un tasso doppio rispetto ai bianchi. I tassi di infezione e mortalità differenziali si sono verificati anche nelle pandemie precedenti. In realtà i ricchi hanno generalmente una salute migliore dei poveri.

Nella pandemia i ricchi partivano già con una salute migliore e l'accesso ai trattamenti. Erano in grado di evacuare in case di villeggiatura scarsamente popolate, o potevano acquartierarsi in comode case spaziose con abbondante accesso alle risorse.

Gli individui e le nazioni più povere hanno iniziato la pandemia in circostanze fisicamente, mentalmente e socialmente compromesse. Dovevano vivere in condizioni affollate, e dovevano lavorare in lavori umili, a volte pericolosi.

In sovrapposizione con i poveri, altre sezioni della comunità se la passavano peggio di altre. Includevano i malati, i disabili e gli anziani (specialmente quelli in case di cura deprivate e mal gestite), gli isolati, i migranti, i richiedenti asilo, i titolari di visti temporanei e gli studenti. Molti sono scivolati in basso nella scala sociale e si sono uniti alla schiera dei vulnerabili dopo aver perso il lavoro.

Oltre ai rischi fisici dell'infezione, i poveri e i

vulnerabili hanno spesso sofferto di impotenza, sconfitta e perdita di autostima e identità. Hanno sofferto un danno morale. Un uomo con un visto temporaneo si è sentito "...offeso e senza alcun sostegno dopo cinque anni in cui ho pagato le tasse e ho fatto parte della comunità". Un altro ha detto: "Il governo australiano ha trattato le persone con un visto di vacanza-lavoro come merce di consumo".

A volte gli uomini avviliti si sono affermati in modo aggressivo, anche violento, nella violenza domestica o nella comunità.

Tuttavia, nel complesso, era raro. I governi, come quello australiano, hanno fornito sussidi finanziari ai poveri e sovvenzioni ai datori di lavoro per tenere aperti i posti di lavoro. Questo permetteva di mantenere una fornitura di beni ed evitava il caos sociale cane mangia cane. Piuttosto che lottare come per i rotoli di carta igienica, come mostrato in TV, la gente si è messa in fila tranquillamente per il cibo e le cose essenziali.

All'estremità superiore della scala gerarchica, alcuni hanno capito che era il loro diritto evolutivo di comportarsi come volevano poiché erano i preferiti nella sopravvivenza del più forte in natura. Alcuni donavano un po' della loro ricchezza per placare il loro senso di colpa.

Molto più comunemente i più ricchi donavano denaro e i loro servizi ai poveri. Alcuni erano estremamente generosi. E alcune nazioni promisero che il vaccino, quando fosse arrivato, sarebbe stato distribuito giustamente e uniformemente a tutti nel mondo.

Cooperazione, Creatività

Siamo tutti sulla stessa barca" è stato un motto comune, e in effetti, in modo unico, tutti nel mondo sono stati minacciati dal corona virus.

Di fronte a un nemico comune le persone si sono unite. Le famiglie, insieme per più tempo, hanno intensificato le loro relazioni. Vicini di casa che prima avevano poco in comune si sono offerti aiuto a vicenda. Gli indigeni di diverse tribù hanno formato "folle" comuni. Specialmente all'inizio, quando la durata della pandemia non era ancora valutata, c'è stata un'ondata di euforia quando dai politici ai singoli individui la gente ha messo da parte le proprie differenze e si sono uniti in una causa comune.

C'era ottimismo sul fatto che questa solidarietà avrebbe continuato a tradursi in uno scopo comune e che le divisioni e le inimicizie del passato sarebbero state dimenticate. Sembrava che se potevamo cooperare sul virus, potevamo cooperare sul cambiamento climatico, sulle armi nucleari, sulla povertà.

Si dice: "La necessità è la madre dell'invenzione". Naturalmente l'invenzione che tutti vogliamo è il vaccino, ma nel frattempo gli individui e le società hanno inventato nuovi modi di vivere, lavorare, commerciare, comunicare, imparare, divertirsi, fare cose e creare. Alcune di queste invenzioni fornirebbero benefici permanenti.

Euforia, cooperazione e creatività sono comuni all'inizio delle guerre e di altre sfide. All'inizio si prevede una rapida vittoria. Ma questa guerra si è trascinata. La cooperazione nella seconda ondata è stata a denti stretti piuttosto che con l'euforia. Alcuni hanno esitato a cooperare.

L'unione forzata potrebbe essere irritante e logorante. Lo stress può ridurre la creatività, la libido e la tolleranza. Le famiglie si sono rotte durante la pandemia.

Ma l'amore fiorisce dopo i disastri e le nascite aumentano.

Molto dipenderà dalla futura leadership che regnerà nelle strategie di sopravvivenza. Si spera che sarà meno competizione e lotta e più cooperazione e creatività.

Gli istinti di sopravvivenza sono stati la carne e il sangue nella pandemia. Ma non erano statici all'interno degli individui. Si irradiavano lungo un'impalcatura tridimensionale.

Le tre dimensioni della pandemia

1. La dimensione dei parametri

Questa dimensione denota la natura e il contesto del disastro. Orienta il "cosa" (in questo caso la pandemia), il "quando" è avvenuto, si è diffuso ed è finito, il "dove" è avvenuto, e "chi" è stato colpito: adulti e bambini; individui, famiglie, comunità, nazioni, e i vulnerabili e gli aiutanti.

L'asse dei parametri è l'impalcatura, o lo scheletro su cui è costruita la carne e il sangue della pandemia.

2. La dimensione del processo

La dimensione del processo denota la progressione della pandemia dalla valutazione dei mezzi di sopravvivenza attraverso l'evocazione delle spinte alla sopravvivenza, alle loro ripercussioni e conseguenze. Le spinte alla sopravvivenza (strategie) contengono le risposte fisiche, psicologiche e sociali apparentemente infinite e caotiche descritte finora.

3. La dimensione spirituale o di profondità

Questa dimensione è specificamente umana. Va dagli istinti ai significati e scopi esistenziali. Include morale, valori, ideologie, religioni, saggezza e verità.

Spesso ignorata dalle professioni curative, questa dimensione include dolori che spesso superano quelli fisici.

Pensate alle colpe, alle vergogne, alla rabbia per l'ingiustizia; dilemmi morali, principi, valori, autostima, significati e scopi esistenziali - la gente è disposta a morire per essi, o può essere eternamente torturata da essi. (Pensate a dover scegliere chi avrà un respiratore; dover lavorare con il rischio di infettare la propria famiglia, e così via).

Le tre dimensioni sono rappresentate nella figura 1 qui sotto.

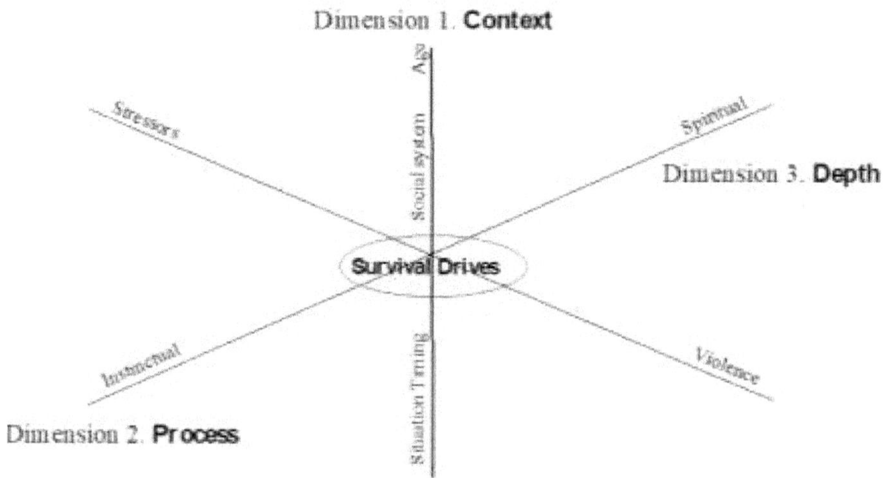

È impossibile tenere a mente contemporaneamente le dimensioni di parametro, processo e spirituale. Eppure ogni punto di ogni dimensione è importante. Come in medicina, la mancanza anche di un solo punto può avere risultati tragici. Per esempio a Melbourne la mancanza di un'adeguata cura degli anziani nelle case di riposo ha portato a molte morti dei residenti e a una seconda ondata della pandemia in tutta la città.

Spesso i bambini vengono dimenticati. Spesso si ignorano i dilemmi spirituali.

Come in medicina alla fine ogni sistema e organo deve essere considerato, così nella pandemia dobbiamo spaziare in ogni suo possibile parametro.

Diagnosi delle risposte allo stress pandemico

Per molto tempo, ogni strategia di sopravvivenza è stata riconosciuta, ma l'ottava non è stata assemblata per spiegare la grande varietà di sintomi in situazioni stressanti e traumatiche.

Questo ha portato ad una costrizione del nostro linguaggio. Per esempio, possiamo usare il termine 'depressione' per la tristezza, il dolore, la fatica, la sconfitta, la solitudine, il fallimento, la demoralizzazione, e così via, senza renderci conto che ognuno appartiene ad aree specifiche ancora non definite. Lo stesso vale per l'"ansia", che può comprendere i concetti di causare danni, essere abbandonati, essere danneggiati, traditi, e così via. Anche le idee suicide possono nascere non solo dalla 'depressione', ma anche dall'angoscia, dal senso di colpa, dalla vergogna, dall'ingiustizia, da valori e ideali falliti, derivanti da strategie di sopravvivenza fallite.

La consapevolezza delle strategie di sopravvivenza ci fornisce un vocabolario che riconosce le "conseguenze sulla salute mentale" dei disastri precedentemente incoerenti, precedentemente limitate dal linguaggio ai tassi di suicidio, all'ansia e alla depressione.

La prospettiva olistica ci permette di orientare, tracciare e dare un senso alla grande varietà di risposte delle strategie di sopravvivenza, siano esse fisiche, psicologiche, sociali o spirituali.

Affrontare le conseguenze della pandemia sulla salute mentale

I regimi di trattamento hanno molti nomi, ma alcuni elementi si applicano al trattamento della salute mentale in tutti i disastri, compresa la pandemia.

Riconoscimento

Era importante riconoscere la natura, l'estensione e il pericolo della pandemia per poterla gestire realisticamente. Senza riconoscimento si è soggetti a negazione, paura eccessiva, voci, miti e fantasie, ma soprattutto si è vulnerabili alle devastazioni del virus.

Le autorità dovevano essere sincere e premurose per poter essere credute e le loro istruzioni seguite. In Australia il governo, con gli scienziati al suo fianco, si è guadagnato la fiducia della popolazione mentre fornivano gli aggiornamenti e le istruzioni quotidiane.

Allo stesso modo, la gente generalmente si fidava delle informazioni del governo nei giornali, alla radio, in televisione, nei media elettronici e nelle pubblicazioni.

Il riconoscimento ufficiale delle conseguenze del disastro sulla salute mentale ha richiesto un po' più di tempo, anche se i lavoratori sul campo hanno chiesto a gran voce delle risorse, poiché si sono trovati di fronte a un numero crescente di persone in cerca di aiuto.

Educazione, Consulenza, Counselling

Una volta riconosciuti, sono stati istituiti i trattamenti. La prima e più comune linea di trattamento era di supporto. Includeva l'educazione, i consigli e la consulenza.

Educazione.

Le persone venivano informate sulle risposte comuni alle crisi, come nell'opuscolo Coping With a Major Personal Crisis pubblicato dalla Croce Rossa (vedi capitolo 2). Un messaggio fondamentale era "La tua angoscia è normale. Sono le circostanze che sono anormali". Le persone non erano pazze e non dovevano provare vergogna per come si sentivano.

Consigli

I consigli includevano: stabilire delle routine per i pasti, la dieta, il sonno, il riposo, l'esercizio e il tempo per riposare e pensare; cercare di mantenere la vita il più normale possibile; fissare e realizzare obiettivi immediati; utilizzare i moderni mezzi di comunicazione per lavorare, imparare, divertirsi e mantenere i contatti; comunicare e condividere con altri significativi; esprimere i propri bisogni chiaramente e onestamente alla famiglia, agli amici, ai funzionari e agli operatori della salute mentale; non imbottigliare i sentimenti.

Counselling

Il counselling ha incluso avvertimenti e mezzi di

sollievo.

Le avvertenze specificavano: fare molta attenzione ai macchinari e alle auto, perché lo stress distrae e porta a incidenti; mantenere i farmaci abituali; fare attenzione all'alcol, alle droghe non prescritte, al gioco d'azzardo e alla sovralimentazione. (Vedi Cosa fare e Cosa non fare).

Le tecniche per alleviare la tensione e lo stress includono la respirazione profonda, gli esercizi di rilassamento, lo yoga, la meditazione, il massaggio, l'idroterapia e il godere di semplici piaceri come le passeggiate nella natura.

Tutti i trattamenti traggono molto beneficio dall'interazione umana. Sono stati considerati come parti non specifiche del trattamento, ma in realtà i loro ingredienti hanno effetti specifici contro lo stress.

Relazioni, ingredienti contro lo stress

Ciò che vale per le autorità per quanto riguarda la cura genuina e la fiducia, vale anche per gli assistenti e i terapeuti professionisti. Le loro caratteristiche "umane" rendono i loro sforzi credibili e affidabili. Ciò che forniscono ha i seguenti ingredienti:

Senso di un ambiente sicuro e fidato - sia in un ufficio, o come era necessario nella pandemia, attraverso lo schermo.

'Essere lì'; 'rispondere come un 'essere umano' genera fiducia e sicurezza.

La gentilezza, il conforto e il sostegno aumentano il senso di importanza e di essere utili.

L'empatia, l'essere ascoltati, il prendersi cura, l'abbracciare, il nutrire forniscono un senso di sintonia e di essere compresi.

Lo spazio e i confini forniscono un'area per pensare, parlare, giocare e lavorare.

Gli atteggiamenti non giudicanti e il rispetto contrastano gli auto-giudizi negativi.

La speranza, compreso il buon umore, la fiducia, l'umorismo e le aspettative positive realistiche (bicchiere mezzo pieno) contrastano l'eccessivo pessimismo e la disperazione.

Trattamenti sintomatici

I trattamenti sintomatici mirano a rimuovere i sintomi senza la preoccupazione principale di capire le loro origini. Esempi sono il trattamento del mal di testa e di altri dolori con antidolorifici; i sintomi dello stomaco con antiacidi; l'ansia con tranquillanti; l'insonnia con sonniferi; la depressione con antidepressivi.

Allo stesso modo, le paure vengono trattate con la riduzione della paura (attraverso l'esposizione graduale agli oggetti temuti); la rabbia con la gestione della rabbia; la solitudine con contatti facilitanti; i problemi finanziari vengono affrontati da consulenti finanziari; la disoccupazione con agenzie di collocamento, e così via.

Questi sono tutti trattamenti di supporto in cui sia i clienti che gli aiutanti sono consapevoli della logica dell'aiuto che viene fornito.

Alcuni sintomi persistono e non hanno senso. Questo perché simboleggiano problemi profondi, che le persone sentono che, se esposti, potrebbero distruggere le loro vite. In questo caso, la terapia di supporto deve essere ampliata in una terapia di insight.

Una vasta gamma di terapie si concentra su sintomi specifici. Esse includono la terapia cognitivo-comportamentale (CBT), il movimento oculare e la terapia di desensibilizzazione e rielaborazione (EMDR), e la psicoterapia focale, affrontano tali problemi.

Ciò che hanno tutti in comune è il riconoscimento del sintomo come simbolo di una situazione passata altamente stressante o traumatica, che la persona non ha potuto risolvere in quel momento. In quella situazione il cliente aveva fatto del suo meglio, ma la situazione era troppo opprimente e dolorosa. Quella situazione è ora nel passato, anche se è impressa nella mente come se fosse ancora attuale. Con crescente chiarezza le condizioni del trauma passato e della sicurezza attuale sono separate e impregnate di distanza temporale e di significato narrativo.

Il trattamento all'interno di una prospettiva olistica

Quando una persona sopravvive a un grave incidente d'auto ha bisogno di un esame fisico completo. Ogni area del corpo, ogni organo e sistema è esaminato e valutato in profondità. Anche tutto ciò che riguarda le circostanze e le conseguenze dell'incidente deve essere esaminato.

Lo stesso approccio multidimensionale deve essere applicato alle conseguenze sulla salute mentale di disastri come la pandemia.

La prospettiva olistica include tutti gli elementi di trattamento considerati finora: riconoscimento, educazione, relazione e riduzione dei sintomi.

Ma quando tutto è all'aria, catturare un problema è solo un'opportunità per un altro problema di emergere. Proprio come dopo un incidente d'auto non ci fermeremmo a placare un solo sintomo o problema dell'evento, così non possiamo accontentarci di placare un solo sintomo della salute mentale come l'ansia o la depressione, i pensieri suicidi o la violenza domestica; specialmente ora che i nostri occhi sono stati aperti a tanti altri sintomi in diverse dimensioni che si presentano nello stress e nel trauma.

Ricordate il sasso nello stagno? Causa increspature multiple in tutta la lunghezza, larghezza e profondità dello stagno. Un grande disturbo come una pandemia causa una varietà di increspature in ogni dimensione. Affrontare una sola increspatura, o anche la progressione di un'increspatura è insufficiente. Una grande perturbazione disturba l'insieme. Abbiamo bisogno di una prospettiva globale.

Come minimo dobbiamo trovare un epicentro, la perturbazione centrale del sasso che colpisce l'acqua, il momento della collisione di due automobili, l'infezione iniziale del virus. Possiamo poi spaziare sulle molteplici increspature. Oppure, quando la collisione non è ricordata, possiamo far risalire le increspature al suo epicentro.

Proprio come ogni uomo ha caratteristiche simili ma è diverso nei dettagli, così tutte le immagini pandemiche sono legate alla prospettiva olistica e possono essere esaminate attraverso di essa.

Tra i milioni di queste immagini guardiamo brevemente Laura come un breve esempio.

Se si dovesse cercare l'epicentro della sua angoscia e chiedere "Di tutte le cose che ti preoccupano, cosa ti preoccupa di più?" potrebbe dire che è stato il dover scegliere chi intubare e chi lasciare morire. Il suo istinto di salvataggio era traumatizzato ma ancora vivo quando voleva abbracciare il ragazzo che aveva paura di morire. Gli altri suoi istinti erano sovraccarichi. Faceva turni di 12 ore, ma per quanta energia spendesse non riusciva ad avere successo. Si sentiva sconfitta nel competere per le scarse risorse. Non poteva combattere il virus. 'Stiamo cadendo come mosche'. E alla fine soccombe al virus. Diventa dipendente dagli altri. Ricorda tutti i morti. Erano troppi da piangere. Ha idee suicide.

I suoi sintomi si riferiscono alla gamma di strategie di sopravvivenza sovraccariche (Tabella 1). Se dovessimo trattare Laura, nel contesto della relazione terapeutica (vedi altri elementi del trattamento), riconosceremmo, nomineremmo, parleremmo, risaliremmo alle sue origini, risentiremmo, rivaluteremmo, contestualizzeremmo, elaboreremmo e collocheremmo i suoi traumi in una struttura autoconsapevole di perdono, morale ed esistenziale, ora in suo potere. Un processo simile può essere richiesto alla sua famiglia e ai suoi colleghi.

Tutte le strategie di sopravvivenza in tutte le loro dimensioni sono coperte.

I professionisti dell'aiuto spesso demordono, dicendo che non sono addestrati a curare la varietà di problemi biologici, psicologici e sociali. Inoltre, non hanno il tempo di coprire l'intera condizione umana dei loro pazienti.

Eppure non è troppo difficile imparare come le diverse strategie di sopravvivenza si manifestano nelle loro diverse forme. Infatti una prospettiva olistica fa risparmiare tempo, proprio come il riconoscere e trat tutti i disturbi fisici attuali fa nella medicina generale.

In pratica, il riconoscimento, la consulenza, le relazioni contro lo stress, sintomatiche e di supporto, l'insight e i trattamenti olistica si alternano e si combinano. La prospettiva olistica assicura che una grande varietà di sintomi possa essere compresa nel suo contesto e ricevere trattamenti appropriati.

Questo è lo scopo di questo opuscolo: convertire esperienze dolorose in storie comprensibili che hanno senso e guariscono.

Questa non è una prospettiva di prestigio. Tralasciarne gli aspetti può avere conseguenze disastrose. Includerli può ridare amore e anima al nostro io scosso.

CONCLUSIONE

Possiamo considerare COVID-19 come un evento senza precedenti. Ma allora, alle vittime di molte situazioni i loro traumi sembrano personali e senza precedenti. Tuttavia, in questa pandemia, forse per la prima volta, c'è stata una diffusa accettazione scientifica delle conseguenze condivise, anche se diverse, della salute mentale. E queste conseguenze, se per certi versi uniche, sono condivise con altri grandi disastri.

Il problema è stato quello di identificare e quindi trattare queste conseguenze per la salute mentale. Le diagnosi psichiatriche comunemente menzionate di depressione, ansia, suicidio e violenza domestica non coprono la pletora quasi infinita di sofferenza umana che si è manifestata nella pandemia, e in effetti lo fa in altre catastrofi.

Questo opuscolo fornisce un quadro onnipresente, la prospettiva olistica, che riconosce le risposte di sopravvivenza e le loro ripercussioni. Il quadro dà senso a un'ampia varietà di sofferenza cognitiva, emotiva, psicosomatica e morale nella pandemia. Utilizzando questa conoscenza, l'opuscolo descrive diversi livelli di trattamento, dai consigli generali all'approfondimento del cuore della sofferenza.

Ogni dolore è unico e struggente. Eppure una scienza dei dolori può aiutare a guarire molti dolori.

RIFERIMENTI

Australian Red Cross: Coping With a Major Personal Crisis (pamphlet).

Emergency Management Australia (2002). Mental Health Practitioners Guide.

Valent, P. (1998). From Survival to Fulfilment; A Framework for the Life-Trauma.
Dialectic. London: Taylor and Francis.

Valent, P. (1998). Trauma and Fulfilment Therapy; A Olistica Framework.
London: Taylor and Francis.

www.ingramcontent.com/pod-product-compliance
Ingram Content Group UK Ltd.
Pitfield, Milton Keynes, MK11 3LW, UK
UKHW021922190726
13853UKWH00002B/797

9 788835 423409